Beltz Taschenbuch 894

Über dieses Buch:
Daniela Flemming will Angehörigen und professionell Helfenden Mut machen, sich auf altersverwirrte Menschen trotz aller Schwierigkeiten einzulassen, sie ernst zu nehmen und ihre Würde zu bewahren, ohne die eigenen Bedürfnisse außer acht lassen zu müssen. Angehörige und Pflegende sollen am Abend eines jeden aufreibenden Tages vor sich selbst bestehen können. Und das kann gelingen, wie die Erfahrung der Autorin zeigt. Im wahrsten Sinne ein Mutmachbuch! Es spricht nicht nur über über verwirrte Menschen, sondern taucht über den fesselnden Dialog zwischen einer Mutter und ihrer Tochter in deren Erlebniswelt ein. Ein Buch, das den Alltag von pflegenden Angehörigen und professionell Pflegenden einerseits und verwirrten Menschen andererseits nachhaltig verändern wird. Zudem gibt Daniela Flemming wertvolle Tipps für den pfleglichen Umgang mit den betroffenen Erkrankten und für die Pflegepersonen selbst und zeigt, wie die Kommunikation zwischen professionell Pflegenden und pflegenden Angehörigen verbessert werden kann.

Die Autorin:
Daniela Flemming (1953), Studium der Erziehungswissenschaften, examinierte Altenpflegerin und Lehrerin für Pflegeberufe mit Schwerpunkt „Pflege verwirrter und demenzerkrankter alter Menschen“; Zusatzausbildung „klientenzentrierte Gesprächstherapie“; Autorin zahlreicher Fachveröffentlichungen in Zeitschriften; lebt teilweise in Göttingen und auf der Kanareninsel La Palma.

Daniela Flemming

Demenz und Alzheimer

Mutbuch für pflegende Angehörige und professionell Pflegende altersverwirrter Menschen

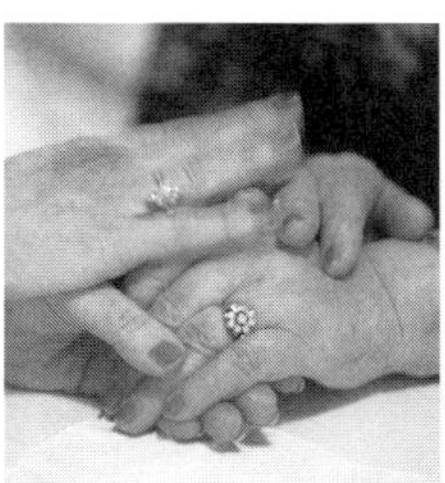
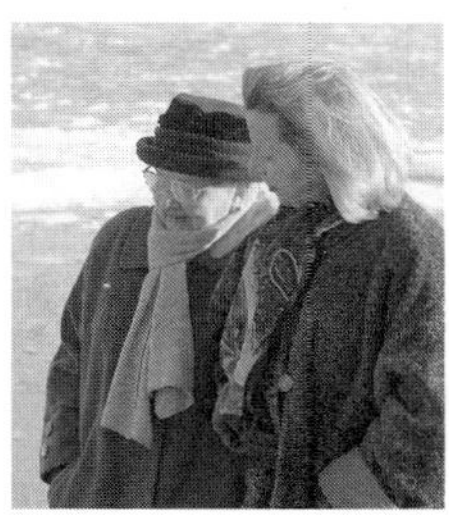
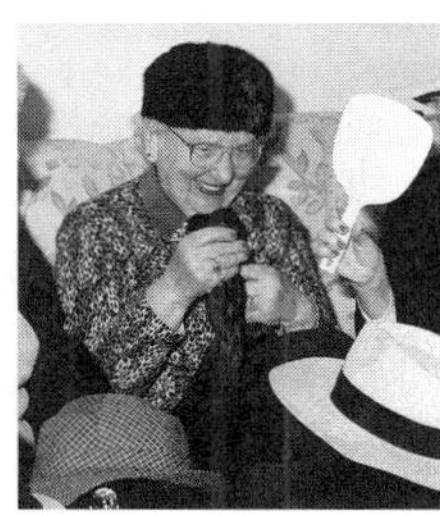

BELTZ
Taschenbuch

Besuchen Sie uns im Internet:
www.beltz.de

Beltz Taschenbuch 894
2006 Beltz Verlag, Weinheim und Basel

1 2 3 4 5 10 09 08 07 06

Das Buch erschien 2003 unter dem Titel Mutbuch für pflegende Angehörige und professionell Pflegende altersverwirrter Menschen
Umschlaggestaltung: Federico Luci, Odenthal
Fotos inkl. Umschlagfoto: DOEHRINGs Fotografie, Lübeck
Satz: Jana Trispel, Hoyerswerda
Druck und Bindung: Druck Partner Rübelmann, Hemsbach
Printed in Germany

ISBN 3 407 22894 5

Inhalt

Der dritte Teil soll Mut machen, verwirrende Bedingungen zu entwirren

Vorwort

Wie geht es Ihnen, wenn Ihre altersverwirrte Mutter wieder alle Lebensmittel im Kleiderschrank hortet, so dass diese und die gesamte Umgebung verschimmelt sind? Möchten Sie da nicht den Mut verlieren?
Oder wie geht es Ihnen, wenn Ihr verwirrter Patient zum hundertsten Mal das Frühstücksbrot auf dem Boden zerkrümelt, um die Hühner zu füttern? Möchten Sie da nicht die Geduld verlieren?
Wer hilft Ihnen in Ihrer Mutlosigkeit, Verzweiflung und Ungeduld, die Sie trotz gegenteiliger Vorsätze doch hin und wieder packen bei der Pflege Ihres altersverwirrten Angehörigen bzw. Patienten? Wer hat ein Wort für Sie, wenn Sie selbst auf der Suche nach Trost und Verständnis sind? Und wer schließlich hilft Ihnen zu verstehen, was da in Ihrem Angehörigen oder Ihrem Patienten vorgeht?

Wenn der älter gewordene Mensch sein Gestern sucht und im Heute umherirrt, wenn seine Persönlichkeit auseinander bricht und alles Bekannte fremd wird, dann stehen nicht nur der Betroffene selbst, sondern oft auch die begleitenden Angehörigen verzweifelt vor dem Trümmerhaufen einer verloren gegangenen Vertrautheit: Wo ist der Mensch, der einst mein Vater, meine Mutter, mein Lebenspartner war? Wie erreiche ich ihn, wie finde ich Zugang zu ihm, zu seiner Persönlichkeit, die er immer noch ist und bis zu seinem Ende bleiben wird? Und wie werde ich ihm gerecht und letztendlich auch mir selbst bei der Wahrung und Verteidigung seiner Würde?
Dieses Buch will keine allgemein gültigen Regeln aufstellen, keine „Gebrauchsanweisung" für die Pflege desorientierter alter Menschen geben. Es lässt deshalb den Kreis der Betroffenen of-

fen, teilt nicht ein in Demenz, Verwirrtheit, M. Alzheimer oder sonstige Alterserscheinungen. Dieses Buch will den altersverwirrten Menschen unabhängig von der medizinischen Diagnose so nehmen (und lassen), wie er ist. Es will dabei helfen, ihn in seinem Sosein anzunehmen, ernst zu nehmen und für die Wahrung seiner Würde einzustehen. Das Gleiche gilt für Angehörige und professionell Pflegende: Sie sollen trotz der großen Belastung Verständnis für ihre Situation erfahren und so handeln können, dass sie die Achtung und Würde vor sich selbst nicht verlieren.
Der fiktive Dialog zwischen altersverwirrter Mutter und pflegender Tochter im ersten Teil des Buches unterstützt diese Absicht und möchte dem Leser zurufen: „Nur Mut! Fehler, Verzagen, Verzweiflung, Ungeduld, Hass und Liebe sind erlaubt und allzu menschlich!“

Für das Entstehen der Verwirrtheit kommen viele Faktoren in Frage. Manche, wie etwa eine zu geringe Flüssigkeitszufuhr, lassen sich leicht erklären und beheben. Für andere wiederum gibt es keine so offensichtlichen Erklärungen. Sie liegen in der Persönlichkeit des Betroffenen begründet. Auf diese Faktoren geht das Buch in seinem zweiten Teil ein. Dabei stützt es sich im Wesentlichen auf die klassischen Werke Erik Eriksons: Identität und Lebenszyklus (Frankfurt Main 1973) und Carl R. Rogers: Die klientenzentrierte Gesprächspsychotherapie (Frankfurt Main 1983) sowie auf Naomi Feil: Validation in Anwendung und Beispielen (München 2000).
In der jeweils stark verkürzten und für die Verwirrtheit auf das Wesentliche beschränkten Interpretation jener maßgeblichen Werke möchte dieser Teil Ihnen Mut machen, ein Verständnis für das Wesen der Verwirrtheit zu gewinnen. Und mit dem Verstehen der Verwirrtheit und den Hinweisen, wie verwirrt erscheinende Äußerungen oder Handlungen im Gespräch kanalisiert werden können, werden sowohl die Betroffenen als auch Angehörige und professionell Pflegende mit etwas Übung erhebliche Entlastung erfahren.

Der dritte Teil des Buches gibt praktische Hinweise zur psychosozialen Betreuung verwirrter alter Menschen. Damit fällt die Gestaltung des Alltags leichter. Erarbeitung, Erprobung und Überprüfung der Tipps fand durch die Auszubildenden der Fachschule Altenpflege der Bildungsvereinigung Arbeit und Leben, Göttingen, Teilzeit-Kurs AP VIII 1996 – 1999, statt. Allen Schülerinnen dieses Kurses danke ich für ihre Mitarbeit und für die Erlaubnis zur Bereitstellung des gemeinsam erarbeiteten Materials.

Im Folgenden wird von den Betroffenen und Angehörigen aus Gründen der Vereinfachung meist in der männlichen Form gesprochen. Natürlich ist dann jeweils auch die weibliche Form gemeint.
Für professionell Pflegende ist mit den Betroffenen bzw. alten Menschen gleichzeitig der Patient oder die Patientin gemeint.

Daniela Flemming, im April 2003

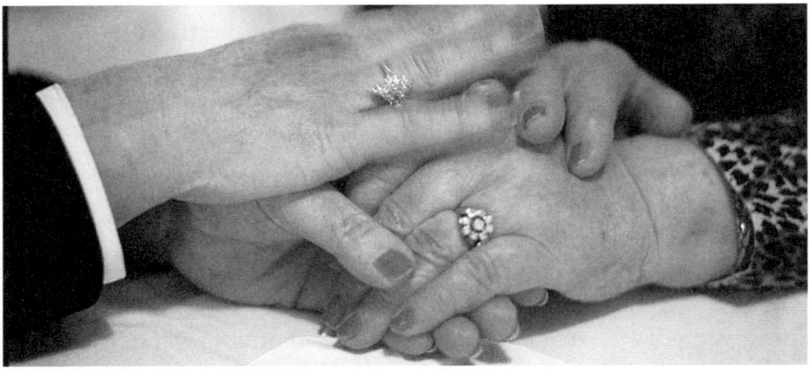

Der erste Teil

soll Mut machen, sich auf „Verwirrtheit" einzulassen

Kapitel 1

soll Mut machen,

… das unausweichliche Fortschreiten der Altersverwirrtheit anzunehmen;

… sich die veränderte Erlebenswelt des altersverwirrten Menschen vorzustellen.

O, Mutter, Mutter,
was für ein Tag!
Alle waren hier, alle. Um Dich noch einmal zu sehen, sagen sie, bevor … Ja, bevor was? Und jetzt haben sie Dich gesehen, dieses eine Mal noch, und kommen nicht wieder, da bin ich sicher. Zu schrecklich, Dich leiden zu sehen, heucheln sie. Und reden mit Dir wie mit einem Kleinkind. Sie schreien Dir ihre Namen ins Ohr und wundern sich, dass Du nicht reagierst. Und vermuten, dass Du sie nicht mehr kennst: Jetzt ist es wohl soweit, sie kennt uns nicht mehr!

Was um Himmels Willen wollen sie hier, in diesen Tagen, wo Dir jede Aufregung zu viel ist. Warum glauben sie mir nicht, wenn ich ihnen am Telefon erkläre, dass es wirklich so ist. Argwöhnen, *mir* wäre alles zu viel. Wie recht sie haben, doch das ist es gar nicht. Sie wollen einfach nicht wahrhaben, dass ihre Mutter nicht mehr die ist, die sie war. Die immer liebevoll, sich sorgende und kümmernde Frau. Die Übermutter, die für jeden da war und immer ein offenes Ohr hatte. Und für alles und jeden Verständnis. Und die nichts mehr genoss, als von ihren Lieben umgeben zu sein. Der nichts zu viel war, wenn es darum ging, allen ein harmonisches Familienleben zu bescheren.

Wie viel Mühe muss sie das gekostet haben im Lauf ihrer Jahre, wieviel Kompromissbereitschaft, wieviel Kraft und wie viel Teilen-Müssen. Kein Wunder, dass ihr das zuviel wurde und sie sich allmählich zurückzieht von dieser Welt. Und kein Wunder, dass sie jetzt nur noch in ihrer Welt lebt, in ihrer eigenen Welt, in die Ihr, liebe Geschwister und Verwandte, ihr nicht mehr folgen könnt. Dazu hättet Ihr schon so für sie da sein müssen, wie sie zuvor für Euch da gewesen ist. Dann würdet Ihr sie in ihrem Hier und Jetzt, vielleicht so verstehen wie sie uns immer verstanden hat, oder sich zumindest bemüht hat, zu verstehen.

Und das ist es, Ihr Lieben, die Ihr heute – nach wie langer Zeit eigentlich? – mal wieder nach unserer Mutter schaut: Habt Ihr Euch je bemüht, sie zu verstehen? Reichte es Euch nicht, wenn sie „irgendwie" zurecht kam? Weigertet Ihr Euch nicht, zu sehen, wie sie im Laufe der letzten Jahre immer vergesslicher wurde? Und spartet Ihr nicht an billigem Trost, wenn Ihr nicht müde wurdet zu behaupten, das ginge schließlich allen älteren Menschen so?

„So"? *So* erlebt nur unsere Mutter allein, denn es ist *ihr* Erleben. *Sie* nimmt die Welt verworren wahr und *sie* leidet daran. *Sie* sieht ihre Fähigkeiten schwinden und *sie* verzweifelt daran. Und *sie* sieht, wie ihr ihre Biografie entgleitet, und *sie* zerbricht daran.

Und Euch, Ihr lieben Geschwister und Verwandten, Euch reichte es, wenn an Besuchen der Apfelkuchen duftend auf dem Tisch stand. Und saht großzügig darüber hinweg, wenn bröselig der Teig zerkrümelte und die Sahne flüssig über den Teller rann. Ordnetet diskret das Kaffeeservice, wenn sie behutsam die Tassen mit den Untertellern zugedeckt hatte und nicht wusste, wohin mit den Gabeln. Selbst wenn der Backofen am Abend immer noch glühte, Ihr machtet ihn eben aus und ließet es gut sein.

Und „gut" war, nicht zu sehen. Ihr wolltet nicht sehen, was ich Euch über unsere Mutter sagte. Ich mache Euch keinen Vorwurf, das sicher nicht. Wie hättet Ihr mir auch glauben können, denn immer, wenn es darauf an kam, dann lief sie zur Hochform auf. „Darauf an" kam es, wenn Besuch von Euch vor der Tür stand. Da holte sie alle lebenslang geübten Redensarten heraus und präsentierte sich fast wie in früheren Tagen. Ihre kleinen Tricks bemerkte nur ich, wenn sie z.B. auf stereotype Höflichkeitsfloskeln auswich. Und als auch das nicht mehr funktionierte, da glaubtet Ihr mir immer noch nicht und hieltet Euch vorsichtshalber im Hintergrund. Kamt einfach nicht mehr her, hattet plötzlich nie Zeit. Und als es dann amtlich war, dass Mutter nicht mehr allein bleiben kann, da hatte erst recht keiner Zeit. War es eben so, und Ihr wart ja sowieso weit weg. Und warum, das gabt Ihr mir unmissverständlich zu verstehen, hätte sich etwas ändern sollen, jetzt, im so genannten Alter. Schlussendlich war es ja auch überaus praktisch, dass sie immer bei mir im Haus gelebt hatte. Und soll ich Euch etwas sagen: Genau das finde ich auch!

Hier ist doch ihr Zuhause, hat sie gelebt ein Leben lang! Hier kennt sie sich aus, weiß, wo ihr Zimmer ist und wo die Tür zur Toilette, auch wenn sie die meistens schon nicht mehr findet. Hier sind ihre Wurzeln, hat sie ihre Kinder – uns! – geboren und ihren Mann bis zu seinem Tod gepflegt. Hier, in diesem Haus mit seinen Erinnerungen, in diesem Garten mit seinen Düften, hier war ihr Leben und hier verbirgt sich ein Gutteil ihrer Biografie!

Und nun kommen sie also, die lieben Geschwister und Verwandten, und fragen mich!, wie es Dir geht. Warum fragen sie niemals danach, wie es *mir* geht. Oder wie es mir ergangen ist in all den Jahren. Fragen nicht, wie das für mich ist, tagtäglich mit ansehen zu müssen, wie Du, Mutter, immer vergesslicher wirst, immer weiter verfällst, immer weniger derjenigen gleichst, die Du einst gewesen bist. Fragen auch nicht, wo meine Zeit geblieben ist, wie meine Familie „damit" klarkommt oder was aus meinem Beruf geworden ist, aus meinen Hobbys, oder wo meine Freunde sind. Fragen nicht, ob meine Kraft noch reicht, meine Geduld und mein bedingungsloser Wille zum Einsatz. Oder ob ich vielleicht doch etwas vermisse? „Bei diesem Leben", fügen sie dann, Verständnis, Mitleid und Bewunderung vortäuschend, schnell noch hinzu.

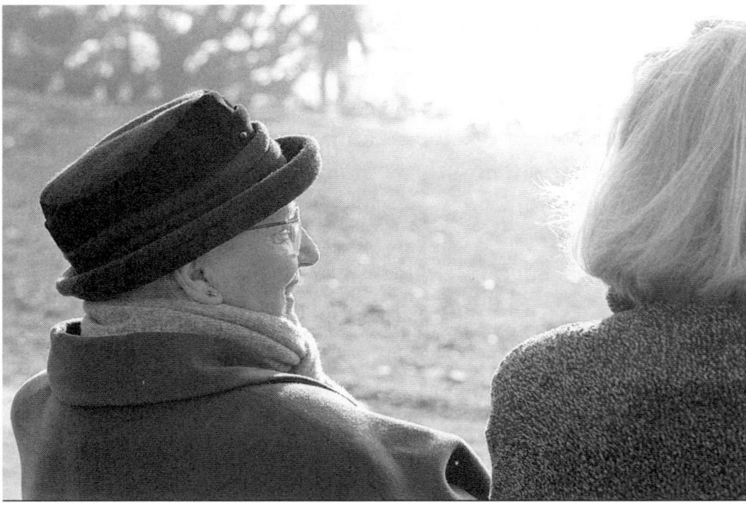

Sie sehen.
Das sehr wohl und ganz genau.
Sie sehen mich, wie ich war, aber nicht, wer ich bin.
Dass ich eine bin, der man einzeln begegnen
muss, und das ganz in Ruhe.
Die es genießt, in stiller Zweisamkeit mit einem
meiner Lieben zusammenzusitzen.
Ohne Fragen oder Höflichkeitsgespräch.
Der das Nah-Sein reicht.

Oh nein, da fragt keiner nach. Ich könnte ja um Hilfe bitten! Vielleicht auch andeuten, ich könne nicht mehr. Lose im Raum stehen lassen, ich sei der Meinung, ein anderer sei jetzt mal dran mit der Pflege unserer immerhin gemeinsamen Mutter. Oder, und das wäre für sie sicher das Übelste, ich könnte ihnen ungute Gefühle – Schuldgefühle! – verschaffen. Allein durch ein Klagen, ein Anklagen etwa. Und genau das ist es, was ich will: einmal nur klagen dürfen, aus voller Seele jammern, stöhnen, weinen und um Mitleid heischen. Mitleid mit mir, Mutter, auch wenn Du nach außen hin deutlich hilfsbedürftiger erscheinst: Irrst unruhig umher, sabberst, schmatzt, brabbelst und redest den reinsten Unsinn. Schimpfst, weinst, kramst alles umher und lässt das Wasser laufen, wie es gerade kommt. Und ich möchte heulen, schreien, Dich schütteln, ins Heim bringen oder einfach nur einmal eine Woche lang schlafen. Um Dich dann wieder ganz ruhig in den Arm nehmen zu können und zu fühlen, dass Du da bist, zu spüren, wer Du bist, auch jetzt noch. Oder vielleicht gerade jetzt.

Tochter, liebe Tochter,
was weißt denn Du …?
Diese ganze Verwandtschaft, dieser ganze Besuch. Gilt der mir, wirklich mir? Was wollen sie, alle miteinander. Sehen sie nicht meinen Schmerz, wenn ich nicht mehr die für sie bin, die ich früher war? Sehen sie nicht, dass ich mich verschließen muss vor so viel Traurigkeit. Trauer darüber, dass ich verloren habe, was mir am wichtigsten war im Leben? Nichts anderes wollte ich sein als ihre Heimat, der zentrale Punkt, an den sie immer zurückkehren können. Mein ganzes Leben lang wollte ich der Hort für alle sein. Und nun überrollen sie mich, und es ist mir zuviel. Meine eigene Familie, meine Kinder und Kindeskinder sind mir zuviel!

Meine Welt ist umringt von einem Wall. So erreichen mich die vielen und lauten Menschen drum herum nicht. Doch sie hören auch nicht das, was ich ihnen sagen möchte. Nie hören sie zu und vor allem dann nicht, wenn ich gar nichts sage. Sie hören nicht mein innerliches Zusammenzucken, wenn sie, für mich ungefragt, das Haus im Sturm einnehmen, es besetzen mit ihrer Anwesenheit, ihren lauten Stimmen und ihren unpassenden Gepäckstücken, die sich, erst hinterher wird es mir klar, als Geschenke für mich entpuppen.

Sie hören nicht meine Verwunderung, wenn sie, einer Elefantenhorde gleich, die Treppe heraufpoltern, um mich fassungslos, verwundert, neugierig und schließlich wissend nickend, anzustarren. Um sich gegenseitig „habe ich doch gewusst“ oder „nein wie furchtbar“ zuzuflüstern und mir wie einem Hund über den Kopf zu streichen, wenn sie mir klarmachen, was für eine vergessliche alte Frau ich doch bin.

Sie hören nicht meine Qual, denn auch ich habe eine ganz andere Vorstellung von meinen Kindern und Kindeskindern. Sie sind mir ebenso fremd geworden wie ich ihnen, und wir haben nur noch wenig gemein. Immer weniger ist es geworden, vor langer Zeit bereits, und meine Trauer, meine tiefe Traurigkeit über das, was ich verloren habe, ist es, was sie absolut nicht hören.

Sie sehen.
Das sehr wohl und ganz genau.
Sie sehen mich, *wie* ich war aber nicht, *wer* ich bin.
Dass ich eine bin, der man einzeln begegnen muss, und das ganz in Ruhe. Die es genießt, in stiller Zweisamkeit mit einem meiner Lieben zusammenzusitzen. Ohne Fragen oder Höflichkeitsgespräch. Der das Nah-Sein reicht. Die mit dem Teilen der Atmosphäre zufrieden ist. Die vielleicht auch unruhig hin und herläuft, dabei sogar noch Unzusammenhängendes vor sich hinspricht. Weil ich nicht weiß, wohin mit meiner inneren Beteiligung. Denn beteiligt bin ich, und wie, wenn auch in einer anderen Weise als Ihr das kennt. Und dann, gerade dann, will ich gar nicht wissen, dass Richard schon drei große Kinder, ja Kindeskinder hat.

Richard ist für mich doch selbst noch so klein, wo sonst ist denn die Zeit geblieben! Mein Richard ist mir nah, nur er, jetzt, in diesem Augenblick. Mein Sohn, mein Kind, mein ältestes. Bleib bei mir, Bub, lass Dich berühren und verwöhnen. Das Leben liegt vor Dir, mein Kleiner, mach das Beste daraus und ich werde Dir dabei helfen.

Warum umringen diese aufdringlichen Menschen uns jetzt bloß und erzählen in diesem innigen Augenblick, die beiden unruhigen Plagegeister seien Deine Enkelkinder? Deine Enkelkinder!? So ein Unsinn, den kann ich nicht brauchen. Bitte nicht jetzt, da Du selbst noch ein Kind bist und ich Deine Mutter. Komm her, mein Junge, sei mir nah, doch sprich kein Wort, sag bitte nichts. Setz Dich her, nur Du und ich, wir beide, wie so oft mittags nach dem Essen, ehe die Kleinen aufgewacht sind. Sei ganz still und bleib bei mir ohne Worte, ohne Belehrung, ohne Wahrheit und ohne Wirklichkeit. Setz Dich einfach ganz ruhig zu mir und lass Dich ganz darauf ein, diese kurze Weile mit mir zu teilen. Du wirst sehen, wie ruhig ich werde, wie ich mich entspanne, meine Traurigkeit weicht und ich mich in Deiner Gegenwart sonne. Wie genieße ich diese stille Zeitspanne mit Dir.

Und danach lassen wir es gut sein, Sohn. Du, wenn Du wieder gehst, in Frieden mit Dir und in Liebe zu mir, und ich, Deine Mutter, in Liebe zu Dir, doch ganz in meiner Welt, in der zu leben ich mich eingerichtet habe. Lass mich darinnen, mein Sohn, der Abschied von Deiner Welt war schwer genug.

soll Mut machen,

... Erschöpfung einzugestehen und sie als gerechtfertigt anzuerkennen;

... neue Wege zu einer alten Vertrautheit zu beschreiten

O Mutter,
nein, nicht das, nicht heute Nacht!
Warum nur wirkt dieses Schlafmittel nicht, ausgerechnet heute. Besser wäre es wohl gewesen, ich hätte es genommen, dann hörte ich Dein Herumschlurfen wenigsten nicht. Nun sind wir beide wach. Wieder einmal.

Wann habe ich eigentlich das letzte Mal so richtig tief und fest geschlafen? Acht Stunden lang? An einem Stück? Hundert Jahre muss das her sein, ebenso lange, wie Du nachts umhergeisterst.

Gut, dass Wolfgang wenigstens schlafen kann; er braucht seine ganze Konzentration für sein Büro. Da werden die Anforderungen auch immer größer. Bewundernswert, wie er die Nerven behält: Stress dort, Aufregung hier, jeden Tag etwas Neues. Und immer bleibt er gelassen, hat einfach die Ruhe weg. Ganz im Gegensatz zu mir, denn selbst an Wochenenden, wenn er nachts aufpasst, finde ich nicht zu mir selbst. Ob ich will oder nicht, ich liege auf der Lauer, selbst im Schlaf. Und unvermeidlich höre ich Dich, Nacht für Nacht, sonntags wie wochentags. Wie Du wieder umhertapst, brabbelst, murmelst, an den Türklinken rüttelst und vor Dich hinschimpfst. Manchmal auch schreist, wütend zumeist, doch neuerdings auch angstvoll, erschrocken.

Anschließend schnaufst Du viel zu schnell und zu laut und dann ist plötzlich alles totenstill.

Spätestens dann hält mich nichts mehr im Bett, meine Nachtruhe ist eh dahin, und was versteht Wolfgang eigentlich unter „aufpassen"? Ungerührt schläft er weiter, während ich Dich tot vor einer Zimmertüre liegen sehe. Natürlich bist Du munter wie immer, doch seit einiger Zeit werden Deine Erklärungen verworrener. Außer irgendwelchen zusammengestückelten Worten kommt da gar nichts mehr, womit ich in dieser Situation etwas anfangen könnte. Und ich stehe hilflos da und weiß nicht, was Dich erschreckt oder Dir Angst gemacht hat oder was Du sonst noch erlebt hast.

Dass Du nach der ganzen Aufregung des langen Besuchssonntages aufgewühlt sein würdest, war vorauszusehen. Auch dass Du diese ganze Hektik mit ins Bett nehmen würdest. Aber dass Du jetzt Deinen Richard suchen musst, Deinen Augapfel seit eh und je! Hast ihn gehütet wie sonst keinen von uns und nachts stets nachgeschaut ob er auch wirklich in seinem Bett lag. Nein, Mutter, hinter dieser Tür, die Du gerade aufmachst, ist Dein Richard nicht. Hinter keiner dieser Türen steckt er, und wenn Du jede einzelne zehn Mal hintereinander öffnest. Kein Wunder, dass Du immer aufgeregter wirst. Ich aber auch, Mutter, denn ich möchte schlafen. Schlafen, hörst Du? Ich brauche meine Kraft, jawohl, für Dich, und zwar jeden Tag aufs Neue! Leg Dich doch einfach wieder hin, morgen kannst Du weiter suchen. Aber Du wirst sehen, morgen denkt Dein Richard schon nicht mehr an Dich. Und an mich schon gar nicht. Kann sich einfach nicht vorstellen, welches Chaos er anrichtet, wenn er alle paar Monate hier auftaucht. Und mit großer Geste Geschenke austeilt: eine einzelne Rose, blutrot und langstielig selbstredend, als Zeichen seiner Weltgewandtheit für mich. Und einen Teddybären für Dich! Einen Plüschteddy für seine eigene Mutter! Was hält er nur von Dir! Was bist Du für ihn, dass er Dir Kindergeschenke macht. Und ich Schaf mache dabei noch mit, verrate Dich, denn natürlich habe ich diesen Degradierungsbeweis pflichtschuldigst auf Deinem Kopfkissen drapiert. Und natürlich hast Du dieses

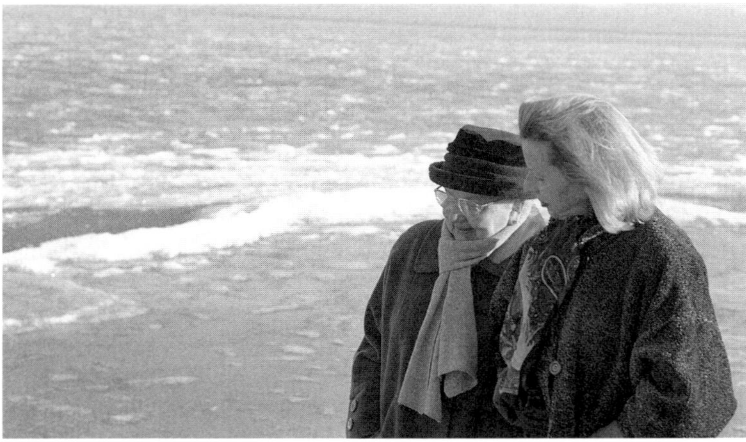

Wir könnten ein Stück gemeinsam gehen,
Hand in Hand, wie damals,
als genauso milde Luft war wie heute.
Wir könnten im selben Rhythmus gehen,
Schritt für Schritt und Hand in Hand,
und müssten uns gar nicht viel erzählen,
um zu spüren, wie nah wir uns sind.

unwürdige Kuschelberuhigungsungetüm mit keinem Blick gewürdigt. Da war ich richtig stolz auf Dich, Mutter, Du warst ehrlicher als ich. Hast weder Freude noch Dankbarkeit geheuchelt, denn das hast Du jetzt nicht mehr nötig. Und morgen verschwindet der Teddy, das verspreche ich Dir!

Tochter,
liebe Tochter,
warum stehst Du so zornig vor mir und zerrst an mir herum? Lass mich doch bitte, ich brauche keinen Schlaf. Nicht jetzt, denn mir ist es gleich, ob es Tag ist oder Nacht. Was spielt das denn für eine Rolle in einem Leben, in dem das Heute nicht allzu viel zählt. Doch jeder Tag hält Inhalt für mich bereit, jeder Tag und jede Nacht. Und laufen, Tochter, laufen muss ich einfach, ob Tag, ob Nacht, denn mir ist es gleich, ob es Tag oder Nacht ist.

Schade, Tochter, dass Du so wütend bist und ungeduldig. Du könntest mit mir laufen, durch den Tag, durch die Nacht. Wir könnten ein Stück gemeinsam gehen, Hand in Hand, wie damals, als genauso milde Luft war wie heute. Wir könnten im selben Rhythmus gehen, Schritt für Schritt und Hand in Hand, und müssten uns gar nicht viel erzählen, um zu spüren, wie nah wir uns sind. Wir könnten den Duft des ersten Flieders riechen, und dann könntest Du mir dieses kleine Lied vorsummen, Du weißt schon, dieses Lied, das Deine Handarbeitslehrerin Euch beigebracht hat. Dann würde ich hingerissen lauschen, denn dieses Lied, das kenne ich ganz genau, sogar den Text könnte ich mitsingen. Und ich könnte gar nicht genug bekommen von Deiner schönen Stimme, dem schönen Lied und von der wunderbar ruhigen Stimmung, wenn wir beide gemeinsam, Schritt für Schritt und Hand in Hand, durch diese herrlich milde Abendluft spazierten. Und wir trotzten dem Dunkel mit seinen wirren Lichtern, böten der Nacht mit ihren unheimlichen Schatten die Stirn und fürchteten uns nicht, denn wir sind nicht allein in der Nacht, in der Du dieses wunderschöne Liedchen summst.

Das solltet Ihr beim Strümpfestricken singen, meinte damals Eure Lehrerin, denn die hatte Euch erzählt, dass beides zusammen, Singen und Strümpfestricken, am besten ginge. Und solche Strümpfe, genau diese Handgestrickten, hätte ich jetzt auch gern an, jetzt, wo ich nach Richard suchen muss. Denn das muss ich immerzu! Dieser Junge ist einfach zu labil. Nie war er zur verabredeten Zeit zu Hause und immer trieb er sich herum, da konnte ich aufpassen, so viel ich wollte. Immer habe ich aufgepasst, und dann hat er doch ein Moped gestohlen und ist schwer gestürzt. Oh Richard, den Tod hättest Du Dir holen können! Und ich habe nicht gut genug aufgepasst, nicht richtig geguckt, ob Du in Deinem Zimmer bist. Richard, bist Du da drin? Richard, wo bist Du, lass mich Dich finden. Du musst doch da sein, dann passiert Dir auch nichts.

Und Tochter,
sag jetzt nichts!
Sag jetzt nicht, wie lange das schon her ist und dass ihm gar nichts Ernsthaftes passiert ist damals. Verschone mich mit seinem wahren Alter und damit, dass er über das Mopedfahren längst hinaus ist. Ich will nicht wissen, dass er seit 30 Jahren eine eigene Familie hat und selber schon Großvater ist. Das alles tröstet mich nicht, denn das ist er doch in Deiner Welt. In meiner Welt bin ich schuldig, hier und heute. Was für eine unachtsame Mutter ich doch bin! Und wenn Du mich wirklich ernst nehmen möchtest, liebe Tochter, dann nimm meine Verzweiflung als Wahrheit an und nimm teil an meinen Schuldgefühlen. Teile meine tiefe Sorge und ewige Besorgnis um diesen Burschen. Jetzt und hier, damit hilfst Du mir mehr als mit dem Versuch, mir die Wirklichkeit zu erklären. Die Wirklichkeit ist Deine Wahrheit. Meine Wahrheit ist Gefühl, ist Stimmung, Atmosphäre. Das ist es, was mir geblieben ist.

Tröste mich, Tochter, nimm mich an in meinem Schmerz, in meiner Wahrheit, in meiner Wirklichkeit, in meiner Welt. Dann, und nur dann, werden wir gemeinsam Ruhe finden für diese Nacht.

soll Mut machen,

... den altersverwirrten Menschen als Persönlichkeit zu achten;
... die verloren gegangenen Rollen zu betrauern.

Wie gut,
Mutter,
dass wir jetzt ganz ruhig hier am Frühstückstisch sitzen. Die ganze Aufregung ist vorbei, Ruhe kehrt ein. Das tut uns beiden gut.

Gestern Abend hat Hubert noch angerufen. Er wolle nur Bescheid geben, dass sie problemlos zu Hause angekommen seien. Und außerdem wäre er doch sehr beruhigt zu sehen, wie gut Du noch unterwegs seiest. Du hättest ja richtig schick ausgesehen! Gar nicht so wirr – ja wirklich, er sagte wirr, der Gute, er weiß sich wohl nicht besser auszudrücken in seiner unbeholfenen Art –, wie er befürchtet habe.

Warum solltest Du auch wirr aussehen, so etwas! Bei aller Verwirrtheit lasse ich doch nicht zu, dass Dir wie einer wahnsinnigen Alten die Haare wirr vom Kopf abstehen. Ordentlich frisiert wolltest Du immer sein, warum also sollte ich Dir das jetzt versagen? Zwar hast Du inzwischen keine Geduld mehr für Deine übliche Dauerwelle, doch ich finde, dass Dir auch der neue Haarschnitt ganz ausgezeichnet steht.

Was heißt überhaupt „schick", was meinte er wohl? So wie früher? Er muss doch wissen, dass Du immer Wert auf ein gepflegtes Äußeres gelegt hast. Auch bei uns Kindern, wir mussten

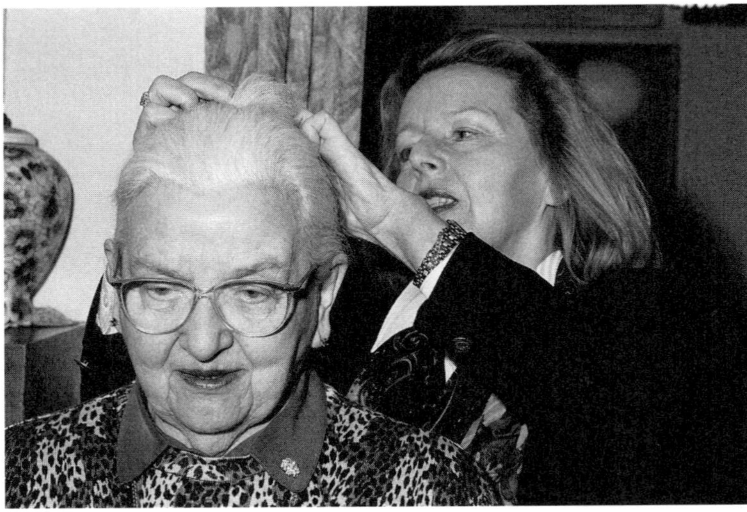

Ich danke Dir, Tochter,
dass Du versuchst, meine Würde zu wahren.
Nie sprichst Du abfällig oder von oben herab mit mir
oder über mich, noch duldest Du, dass andere das tun,
ganz egal, was mir widerfahren ist. Und immer sorgst Du dafür,
dass ich mich wenigstens äußerlich in meiner Haut wohl fühle.
Nie bin ich unpassend gekleidet oder rieche schlecht.
Nie hast Du mich kompromittiert und mich vernachlässigt
aussehen lassen. Und immer bin ich wohl frisiert.

immer adrett, zumindest aber sauber und ordentlich aussehen. Besonders sonntags, denn der Sonntag war etwas Besonderes. Ein Tag, an dem man auch mal ein besonderes Kleid anzieht. Und das erst recht, wenn Besuch kommt. Und weil Dir Deine Kinder die Liebsten sind, habe ich Dir geholfen, Dein Lieblingskleid anzuziehen. Dazu die schicke Zuchtperlenkette. Hubert meinte, das wäre doch nicht nötig gewesen, aber ich finde: erst recht! Gut sollst Du aussehen, ordentlich, sauber und adrett. Wie immer eben. Als ihm das klar wurde, hat er sich fast entschuldigt, dass er Dir einen Jogging-Anzug mitgebracht hat. Einen Jogging-Anzug! Und dann auch noch in hellem Pink. Als ob Du so etwas je getragen hättest. Das wurde ihm dann auch erst auf dem Nachhauseweg klar, sagte er am Telefon; er habe nur gedacht, so im Haus sei ein Jogging-Anzug doch schrecklich praktisch. Nun soll ich ihn Jessica schenken und Dir dafür eine Bluse kaufen: schick für Dich und pflegeleicht für mich. Unbeholfen ist er ja nach wie vor, der gute Hubert, aber da hat er doch etwas gemerkt. Und er macht sich wirklich Gedanken. Wie kann er auch wissen, dass Du gar nicht auf Abwechslung aus bist; im Gegenteil, dass Dich alles, was sich außerhalb Deiner gewohnten Umgebung abspielt, ängstigt und aufregt? Er meinte nämlich, wir beiden sollten uns ein Taxi rufen und dann gemeinsam in der Stadt die Bluse kaufen. Und nach dem Einkaufen sollten wir dann noch in ein Café gehen, dort ein bisschen nett sitzen und „wenn es geht“, ein feines Stückchen Torte essen. Alles auf seine Rechnung, wie er betonte.

Natürlich habe ich mich bedankt, ist wirklich lieb von ihm gedacht. Und wie Recht er hat! Wie gerne täte ich das! Mit Dir in die Stadt gehen und dann in unser Lieblingscafé. Du weißt, Mutter, in diesen kleinen separierten Raum, den wir „Roten Salon“ nannten. Da saßen wir am liebsten. Dunkelrote Plüschsessel, weinroter Teppichboden und Tischdecken in altrosé. Und immer eine gediegen-gedämpfte Atmosphäre. Automatisch sprach man leiser und blieb viel länger, als man vorhatte. Dort trafen wir uns immer, wenn wir zum Einkaufen in der Stadt waren. Du besorgtest Deine Angelegenheiten, ich meine. Und dort, in unserem Café, im Roten Salon, war unser Treffpunkt. Und meist bestellten wir ein Stück butterzarten Baumkuchen, weißt Du noch, Mutter? Oder wie wir die Weihnachtseinkäufe machten? Da erzählten wir uns gegenseitig mit gesenkter Verschwörerstimme, was für wunderbare Geschenke wir soeben eingekauft hatten. Jede versuchte, das ganz besonders passende Geschenk für unsere jeweiligen Lieben zu finden, und wir übertrafen uns an kindlicher Heimlichtuerei. Um uns dann gegenseitig doch zu zeigen, was wir da gefunden hatten und für wen.

Schade, Mutter, dass das nicht mehr geht. Mit wem soll ich mich denn jetzt noch treffen im Roten Salon? Sicher, mit Wilma, aber das ist doch nicht dasselbe. Die hat ganz andere Sachen im Kopf. Was interessiert die denn ein nettes Beisammensein bei Baumkuchenspitzen? Die Geschäftsbilanz ihres Mannes, die interessiert sie. Und außerdem ist sie immer noch beleidigt, weil Du Dich angeblich nicht richtig darüber gefreut hättest, als sie Dich neulich besuchte und diesen überdimensionalen Blumenstrauß mitbrachte. So gleichgültig hättest Du gewirkt, dabei seien Blumen doch Dein Liebstes gewesen die ganzen Jahre. Und erkannt hättest Du sie natürlich auch nicht. Nun hat sie sich schon einmal die Zeit genommen, hierher zu kommen, und dann diese Pleite. Sie zweifelt sehr und sieht keinen Sinn mehr darin, Dich weiterhin zu besuchen. Wenn Du sie ja doch nicht erkennst, was hat sie dann davon?

Stell Dir vor, Mutter, das sagt die mir am Telefon! Was *sie*, sie selbst davon hat! Hat sie sich je gefragt, was Du davon hast, wenn jemand zu Dir kommt? Ob Du Dich freust, wenn ihre Kinder an sie denken und sie besuchen? Ob Nähe bei Dir ankommt, wenn sie still neben Dir sitzt? Ob Vertrautheit wach wird, wenn sie sanft Deine Hand hält? Ob Vertrauen, Ruhe, Frieden einziehen, wenn sie einfach nur da ist?

Sicher nicht, Mutter, diese Fragen stellt sie sich nicht. Es ist ein reines Nicht-wahr-haben-Wollen, diese unterkühlte Ablehnung. Sie weiß einfach nicht, was sie hier soll, mit Dir hier soll. Sie kann nichts damit anfangen, wenn sie sieht, wie anders Du jetzt lebst, wie anders Du jetzt bist. Denn sie hat ja nicht verfolgt, wie Du Dich verändert hast. In wie kleinen Schritten Du aus der Welt herausgegangen bist. Um Einzug zu halten in Deine eigene Welt, zu der Wilma und sicher auch manch anderer keinen Zugang hat. Sie fühlt sich ausgeschlossen aus Deiner Welt und darüber ist sie enttäuscht. Und weiß jetzt nicht, wo und wie sie Dich erreichen kann. Jetzt bleibt sie lieber völlig weg, kommt nicht mehr, oder jedenfalls nur noch ganz selten. So ist das nun, Mutter, es ist eben ihre Art, damit fertig zu werden, dass sie Dich verloren hat. Doch darüber kann ich mit ihr nicht reden, da lässt sie keinen an sich heran. Und was sollte ich dann mit ihr in unserem Café? Es wäre einfach nicht dasselbe, nicht so wie mit Dir.

Mit Dir, Mutter, das war immer so vertraut, so nah. Auf Dich konnte ich zählen, an Deinen Schultern meine Sorgen lassen. Und nun habe ich niemanden mehr. Keinen Ratschlag, kein „da helfe ich Dir“ und kein „das wird schon wieder“. Du fehlst mir so, Mutter!

Du bist nicht mehr „Mutter“. Du bist nicht mehr stark, weder geduldig noch hilfsbereit oder gütig. Genau das Gegenteil bist Du: schwach, ungerecht, machst nichts als Arbeit und gebärdest Dich unleidig. Dass es soweit kommen musste, Mutter, warum hast Du das zugelassen? Hast Du – Dir und mir – das nicht ersparen können?

Muss jetzt wirklich ich die Mutter sein? Immer nur Mutter? Und Du die Tochter? Das Kind? Ja, das muss ich wohl, und keiner sagt mir, wie das geht. Keiner fragt, wie es in mir aussieht, wie ich mich fühle. Und keiner ahnt meine Mutlosigkeit, wenn ich alle Entscheidungen für Dich treffe. Keiner hat eine Vorstellung von meiner Verzweiflung, wenn ich Dein Vormund sein muss, und das in allen simplen Angelegenheiten. Und keiner vermutet meine abgrundtiefe Traurigkeit, wenn ich Dich bade wie eine Mutter ihr Kind, wenn ich Dich anziehe wie eine Mutter ihr Kind und wenn ich Dich füttere wie eine Mutter ihr Kind. Du wirst mit jedem Tag mehr zu meinem Kind. Doch ich liebe Dich weiter wie meine Mutter, nicht wie mein Kind. Und das, liebe Mutter, das macht es für uns beide so schwer.

Ach, Tochter,
arme Tochter,
was tue ich Dir an.
Glaube mir, Tochter, nie, in keinem Moment, hätte ich mir je vorgestellt, wie es sein würde, meine Selbstbestimmtheit zu verlieren. Nie hätte ich Dir oder wem auch immer zur Last fallen mögen, geschweige denn, abhängig sein.

Immer war ich selbständig, stand mitten im Leben. Und nun bestimmst Du über mich. Auch wenn Du mich freundlich fragst, bist dennoch Du diejenige, die bestimmt, dass mein Telefon abgestellt und mein Zeitungsabonnement gekündigt wird und dass meine Bankaufträge nur noch über Dich laufen. Die zwar fragt und mich einbezieht, aber letztendlich doch bestimmt, welche Frisur ich bekomme, welche Kleider ich trage und was ich essen soll. Du bist es, die meinen Tag bestimmt und meine Nacht, die festlegt, was mir vom Leben noch bleibt.

Nicht, dass ich Dir das übel nähme, Tochter, sehe ich doch selbst meine Fähigkeiten schwinden. Und das ist es, was mich so zornig werden lässt, so wütend und so unzufrieden. Du denkst, ich zanke herum. Ich hadere, Tochter, mit mir und dem Schicksal. Mit diesem unerbittlichen Schicksal, das mir all das nimmt, was mich als Mensch ausgemacht hat. Die selbstbestimmte, starke Frau, die immer wusste, was sie wollte. Die immer für ihre Familie da war, aber sich darüber hinaus selbst nicht vergaß. Sich selbst keineswegs in den Schatten stellte. Die ihren Platz hatte in der Welt. Die bin ich gewesen!

Gewesen. Das bin ich nicht mehr. Ich merke das genau. Und kann nichts dagegen tun. Alles habe ich verloren, all meine Fähigkeiten, mein Können, mein Wissen. Meine Erinnerungen, meine Persönlichkeit, mein Sosein. Hilf mir, Tochter, tröste mich, liebe mich so, wie ich jetzt bin, denn eine andere kann ich nicht mehr sein.

Um so mehr danke ich Dir, Tochter, dass Du versuchst, meine Würde zu wahren. Nie sprichst Du abfällig oder von oben herab mit mir oder über mich, noch duldest Du, dass andere das tun, ganz egal, was mir widerfahren ist. Und immer sorgst Du dafür, dass ich mich wenigstens äußerlich in meiner Haut wohl fühle. Nie bin ich unpassend gekleidet oder rieche schlecht. Nie hast Du mich kompromittiert und mich vernachlässigt aussehen lassen. Und immer bin ich wohl frisiert, nicht bekleckert und füttern tust Du mich auch nicht in Gesellschaft. Wenigstens das bleibt mir erspart, Du Gute.

Du glaubst nicht, wie sehr Du mir damit hilfst, meine Würde zu bewahren. Ich danke Dir Tochter, dass Du es möglich sein lässt.

soll Mut machen,

... negative Gefühle, die man seit Kindesbeinen seinem jetzt altersverwirrten Angehörigen gegenüber in sich hat, zuzulassen;

... eine Lösung für ein dennoch verständnisvolles Miteinander zu finden.

Mutter,
schau her,
die ersten Erdbeeren aus unserem Garten! Nicht diese Gewächshauspseudofrüchte, die nach nichts als Wasser schmecken. Diese hier, die haben die Sonne gesehen, und an manchen haben auch schon die Schnecken genagt.

Komm, Mutter, ich zieh Dir Deine festen Schuhe und die Strickjacke an, dann gehen wir gemeinsam runter in den Garten. Den hast Du doch immer so geliebt, das war doch Deine Welt! Und Du warst die erste in unserer Gegend, die einen reinen Küchenkräutergarten hatte. Du hattest jede Menge Kräuter schon zu einer Zeit, als das noch gar nicht modern war. Heute gehört das ja fast zum guten Ton, aber damals! Du warst eine unabhängige Frau. Hast Dir von niemandem reinreden lassen, und schon gar nicht, wenn es um Deinen Garten ging. Andere pflanzten Kohl und Radieschen, Du liebtest Blumen und Kräuter. Und Erdbeeren! Da standest Du schon früh am Morgen zwischen den Beeten und suchtest die besten heraus, damit wir Kinder, wenn wir aus der Schule kamen, eine ordentliche Schüssel vor uns stehen hatten. Schön mit Zucker bestreut und mit Milch übergossen, hm, war das köstlich.

Und das, Mutter, das machen wir jetzt auch. Wir gehen gemeinsam in den Garten, ich pflücke Erdbeeren und Du machst, was Du willst. Pflückst auch Erdbeeren oder gehst umher, setzt Dich auf die Bank, zupfst an den Blumen oder schaust überall herum, ganz so, wie es Dir gerade in den Sinn kommt. Ich weiß, dass Dir das gefällt.

Ganz glücklich siehst Du jetzt aus. Du redest zufrieden vor Dich hin und guckst freundlich im Garten umher. Manchmal schimpfst Du auch, schüttelst fassungslos den Kopf und behauptest, nein, nein, so geht das nicht. Weiß ich doch, Mutter, dass ich das längst nicht so gut kann wie Du. Bei Dir sah der ganze Blumengarten wie ein Kalenderblatt aus, so bunt und geordnet. Der hätte einen Preis bekommen, so gepflegt und perfekt angelegt war er. Da kann ich nicht mithalten, obwohl ich mein Bestes versuche. Sieh nur mal hier, die ersten Gladiolenstrünke: stehen ordentlich in Reih und Glied und sind dennoch schief und krumm gewachsen. So sieht das eben bei mir aus, Mutter, sei bitte zufrieden, ich bin es doch auch. Ich tue, was ich kann, und ich kann es nicht besser, so schimpfe doch nicht ständig an mir herum. Lässt mich allein mit dem Riesengarten, hilfst nicht mit und beschwerst Dich ständig. Habe ich mich je darum gerissen, dieses ehemalige Prunkstück zu beerben? Nein, habe ich nicht, und trotzdem habe ich ihn am Hals. Als ob ich nicht schon genug mit Dir zu tun hätte. Nichts anderes will ich doch, als Dir ein bisschen Freude zu bereiten, nur dafür habe ich den Garten wieder bepflanzt. Aber nichts ist Dir recht, nichts mache ich gut genug, nichts kommt an das heran, was Du einst getan hast!

O Mutter, was hatten wir früher für schöne Zeiten. Wie glücklich warst Du hier. Und wir mit Dir. Nie wurdest Du müde, Wilma und mich an Deiner Gartenleidenschaft teilnehmen zu lassen; nie verlorst Du die Geduld, uns zu erklären, wie die Pflanzen heißen, wie man sie pflegt und welche Arten zusammenstehen dürfen. Wilma hatte, das stand schon früh fest, viel mehr Interesse und Geschick als ich. Sie war Dir da einfach näher. Und ich: bemüht, Dir zuliebe, aber ungeschickt. Und Du und Wilma: Verbündete, perfekt! Und ich: gekränkt, verletzt, verbrannt vor Eifersucht. Und Ihr lachtet mitleidig und wieset mir ein Stück Erde zu, an dem sollte ich mich ganz nach Gutdünken versuchen. Und soll ich Dir etwas sagen, Mutter, genauso, wie dieses Fleckchen damals, so sieht nun der ganze Garten aus!

Natürlich hast Du das längst bemerkt, und natürlich gefällt Dir das nicht. Es ist nicht mehr Dein Garten, es ist meiner. Und ich tue was ich kann. Doch bitte, Mutter, erkenne meine Bemühungen ein einziges Mal an, dann hätten wir doch wunderbaren Frieden miteinander. Und dann zupf ich Dir Deine geliebten Erdbeeren und bereite Dir eine Riesenschüssel zum Mittag. Schön mit Zucker bestreut und mit Milch übergossen.

Tochter,
liebe Tochter,
wie schön ist es hier in meinem Garten, in dem ich immer so gern gewesen bin. Was hatten wir für schöne Stunden hier, inmitten der blühenden Blumenpracht. Und Du, Tochter, zankst und nörgelst, was ist denn bloß los? Ich schimpfe doch nicht über den Zustand des Gartens, wenn er mich auch nicht erfreut. Ich bin verzweifelt, hilflos, ratlos, weil alles, was ich je geliebt habe, mir voll und ganz entglitten ist. Nichts kann ich noch tun in diesem Garten als umhergehen, dabei schreien die Beete nach einer ordnenden Hand. Nein Tochter, das ist nicht mehr mein Garten, den habe ich verloren. Denn ich habe die Fähigkeit, ihn zu pflegen, verloren.

Wie weh das tut, Du glaubst es nicht. Geradezu wütend macht es mich, darum schimpfe ich. Und habe ich nicht allen Grund dazu? Merke ich doch, wie ich allmählich alles verliere, was ich je gewesen bin. Doch meine Gefühle, Tochter, die bleiben! Freudige Erinnerungen, manchmal Schmerz, Trauer, Scham, Schuld oder hilfloser Zorn. Nur durch meine Gefühlsäußerungen kann ich Dir mitteilen, dass mich etwas bewegt. Und diese Gefühle sind echt, verstellen kann ich mich nicht mehr. Deswegen ist auch mein Zorn, meine Trauer, meine Scham, meine

Angst oder meine Freude immer echt. Und zwar auch dann, wenn Dir meine Gefühlsäußerungen absolut unpassend und sinnlos erscheinen, für mich sind sie wahr.

Arme Tochter, auch Deine Gefühle sind echt. Komm, lass uns gemeinsam schimpfen. Wir schimpfen und schimpfen, bis wir keine Worte und keinen Zorn mehr haben. Und dann gehen wir hinauf und essen die Erdbeeren. Schön mit Zucker bestreut und mit Milch übergossen.

soll Mut machen,

... einmal an sich selbst zu denken;

... in die Innenwelt des altersverwirrten Menschen zu schauen.

Mutter,
irgend etwas müssen wir anders machen.
Ganz anders.
Weißt Du, wie ich mich fühle, Mutter, mir vorkomme? Wie vor Jahren, als die Kinder klein waren. Keinen Schritt konnte ich tun, ohne wenigstens ein Kind im Schlepptau zu haben. Meistens hatte ich sie alle beide dabei; eines zog nach rechts, das andere nach links, und ich, die vielleicht mal hätte geradeaus gehen wollen, immer in der Mitte. Am schlimmsten war das beim Einkaufen, da konnte ich nur so durch den Laden rennen, damit die beiden nicht quengelig wurden. Und nie konnte ich nach etwas für mich schauen, Schuhe zum Beispiel. Es sei denn, Du nahmst mir die beiden ab. Dann konnte ich durchatmen und einen Schaufensterbummel machen. Vor den Geschäften stehen bleiben, die *mich* interessierten! Oder mich in ein Straßencafé setzen. Nur da sitzen, nichts weiter.

Bei aller Liebe zu meinen Kindern, ich habe es sehr genossen, gelegentlich auch nur für mich selbst da sein zu können. Anschließend fühlte ich mich wie neu geboren, Du erinnerst Dich bestimmt. Wenn ich die Kinder bei Dir abholte, hatte ich neuen Schwung und war voller Tatendrang.

Schwung und Tatendrang, die beiden Dinge, die mir schon über manche Krisen hinweggeholfen haben, gehen mir allmählich verloren. Ein Alarmzeichen, denke ich, denn gleichzeitig schwindet auch meine Geduld. Ungerechterweise, ich weiß, das hast Du wirklich nicht verdient. Dennoch kann ich es nicht mehr ertragen, wenn Du zum zweihundertsten Mal hinter die Gardine schaust und wissen willst: „Wann kommt sie denn?" Hundertneunundneunzig Mal habe ich Dich gefragt, wer kommen soll, wen Du eigentlich so dringend erwartest. Hundertneunundneunzig Mal habe ich Dir erklärt, dass hinter der Gardine niemand sein kann. Hundertneunundneunzig Mal hast Du zornig, unleidig, aufgeregt und vor allem vorwurfsvoll reagiert. Und jetzt, beim zweihundertsten Mal, habe ich die Gardine abgehängt. Einfach heruntergenommen. Nur damit Ruhe ist, endlich Ruhe vor immer demselben Thema.

Jetzt kannst Du ein anderes Thema beginnen, ein ganz Neues vielleicht. Angespannt warte ich, doch Du bist ruhig. Ganz still.

Verändert irgendwie, fast verstört. Still weiterhin, doch *diese* Stille, *diese* Ruhe habe ich nicht gewollt. Was ist denn, Mutter, es ist doch nur eine Gardine. Sag mir, was Dir nicht gefällt, was falsch ist daran, was ICH daran falsch gemacht habe. Wieder habe ich etwas nicht richtig gemacht, wieder hat Dich etwas aufgeregt. Du glaubst nicht, wie anstrengend das ist: ständig muss ich nicht nur auf Dich aufpassen, sondern auch auf mich. Dass ich nichts falsch mache. In meinem eigenen Haushalt, mit meiner eigenen Mutter. Wo ist Deine Großzügigkeit, Deine Nonchalance, wo Deine früher von allen Freundinnen beneidete Fähigkeit, über Dinge dann und wann hinwegzusehen? Und nun bringt Dich so eine alberne Gardine aus der Fassung?

Mich aber auch, Mutter, mich auch. Siehst Du, genau das ist derzeit der Unterschied: Wir lassen uns beide von so einer Kleinigkeit verrückt machen. Früher hätten wir drüber gelacht, heute stehen wir voreinander und uns ist zum Heulen.

Deswegen müssen wir etwas ändern, dringend, bevor aus dem Heulen ein Schreien wird. Es wird Dir nicht gefallen, Änderungen verträgst Du schon seit einiger Zeit nicht mehr, und Du wirst es auch nicht verstehen. Doch bei aller Liebe zu Dir: Ich mag nicht mehr immer nur mit Dir im Schlepptau leben, Mutter. Einige wenige Schritte muss ich wieder alleine machen können. Ich muss ein bisschen Raum und ein wenig Gelegenheit zum Durchatmen haben, zum Kraftschöpfen, zum Geduld-Auftanken, das verstehst Du doch sicher. Besonders in diesen Tagen, seit ich Dich nirgendwo mehr alleine lassen kann, auch zu Hause nicht. Kein Herd ist vor Dir sicher, keine Gasleitung, keine Haustür. Selbst in den Keller zum Aufhängen der Wäsche muss ich Dich mitnehmen. Die unbehagliche Atmosphäre dort macht Dir – immer ganz dicht neben mir – offenbar weniger Angst als allein ein paar Minuten in der Wohnung zu bleiben.

Die Angst ist es, die Dich an mir kleben lässt, die unerklärliche Angst wovor auch immer. Wenn ich bei Dir oder zumindest in Deiner Nähe bin, kommt die Angst seltener. Gehe ich weg, selbst wenn es nur für einen kurzen Augenblick ist, wird sie übermächtig und unerträglich für Dich wie für mich.

Also nehme ich Dich überall hin mit. Zum Einkaufen, in den Garten, in den Keller und auch in die Stadt. Dabei sind die Stadtgänge für uns beide ein Horror: Für Dich teils zu anstrengend und zu aufwühlend, für mich, die ich ja Verschiedenes besorgen muss, eine einzige Strapaze. Muss ich Dich doch nebenbei durch anregende Unterhaltung ablenken, damit Du Dich nicht ängstigst, oder Dich zumindest bei Laune halten, damit Du nicht schon vom ersten Augenblick an wieder nach Hause drängst.

Bitte, Mutter, auch wenn Du Veränderungen nicht magst, fremde Menschen Dich verstören und Du ohne meine Gegenwart völlig verloren zu sein scheinst, verstehe mich jetzt bitte richtig: Ich werde in der nächsten Woche einen netten Zivildienstleistenden von der Caritas engagieren, der ab und zu herkommt und bei Dir bleibt. In dieser Zeit werde ich in Ruhe meine Besorgungen erledigen, einen Stadtbummel machen oder mich einfach nur in ein Straßencafé setzen. Und wenn ich dann nach Hause komme, werde ich wie neu sein, voller Schwung und Tatendrang. Bestimmt!

Tochter,
liebe Tochter,
wie recht Du hast.
Gerade weil ich Veränderungen nicht mehr mag, möchte ich am liebsten zu Hause bleiben. Hier ist mir alles vertraut, kenne ich mich aus, ist mir jede Ecke und jeder Winkel bekannt. In all den vielen Jahren hast Du nichts verändert, hier könnte ich mich auch im Dunklen zurechtfinden. Und dennoch ängstige ich mich in der Dunkelheit. Die undeutlichen Umrisse in der Dämmerung erschrecken mich und die Schatten des Zwielichtes lassen mich Unheimliches vermuten. Weißt Du, Tochter, die bodenlange Flattergardine dort vor der Terrassentür, mit ihrem lichten Stoff und in ihrem undurchdringlichen Farbengewirr, stellt für mich ein immer neues Rätsel dar. Bewegt sich die Gardine nur ein ganz kleines bisschen – und sie bewegt sich fast immer –, verändert sich das Stoffmuster und wird zu wilden Fratzen oder bedrohlichen Figuren. Scheint die Sonne hindurch oder wechselt sich ab mit einzelnen Wolken, verzerren sich die Farben zu einem undefinierbaren Gewirr, immer anders, immer neu, immer in Bewegung, immer aufregend.

Jetzt ist das Ungetüm verschwunden, die große Scheibe nackt und kahl, genau wie die Glastür zur Terrasse hinaus. Ein furchterregender Anblick, ganz neu, gar nicht mehr vertraut. Verwirrend, wie anders alles aussieht, erschreckend direkt. Das Licht hier im Zimmer ist auch verändert, schön verändert, angenehm. Jetzt ist alles hell und offen, keine Schatten, keine Fratzen, nichts was undurchdringbar, verzerrend oder beängstigend ist.

An den neuen Blick muss ich mich erst gewöhnen, Tochter, er ist so fremd für mich, daher mein Entsetzen. Doch die Angst ist weg! Diese diffuse, nicht zu benennende Angst ist verschwunden, mit einem Mal nicht mehr vorhanden. Genauso die ungeduldige Erwartung, wenn ich immer fragte „wann kommt sie denn?“

Bitte, Tochter, erspare mir Demütigungen und weise mir nicht die Unsinnigkeit meiner Sinnestäuschungen nach, wenn ich hinter den Vorhang schaute. Konfrontiere mich nicht mit der Frage „warum", denn kaum etwas überfordert mich mehr als eine so unglaublich weit gefasste Frage beantworten zu müssen. Bitte frage auch nicht, wen genau ich erwarte. Selbst wenn Du mich hundert Mal danach fragst, werde ich Dir nur antworten können, dass ich warte und dass das Warten, das Erwarten, mich ständig quält, ungeduldig und unleidig macht.

Deine Fragen sind mir zu schwer, Tochter, zu real, zu sehr aus Deiner Welt. Meine Welt ist eine andere und meine Ausdrucksmöglichkeiten sehen anders aus. Ich habe keine Antworten auf zu komplizierte Fragen, deren Sinngehalt sich mir entzogen hat.

Höre hin, Tochter, bei allem, was ich Dir sage. Höre genau zu, anstatt zu fragen, denn kann ich Dir auch nicht immer eine direkte Antwort geben, so kann ich Dir doch noch das eine oder andere mitteilen.

Frage Dich nicht, *auf wen* ich warte, sondern frage Dich, *welches Gefühl* mein Warten wohl begleitet. Warten, das weißt Du selbst, ist immer eine langweilige Angelegenheit, die einen schon einmal ärgerlich und ungeduldig machen oder auch vollends entnerven kann. Und wenn Du mir bestätigst, vielleicht sogar in einfachen Worten erzählst, wie genau Du die Tortur des Wartens kennst, weiß ich, liebe Tochter, Du hast mich verstanden. Dann weiß ich, ich habe eine Vertraute, eine Verbündete, die mit mir fühlt und mich in meiner Qual des Wartens nicht allein lässt. Und vielleicht können wir dann gemeinsam schimpfen. Lass uns schimpfen, bis meine Wut verraucht ist, dann wird es mir schon gleich viel besser gehen. Vielleicht werde ich sogar vergessen haben, dass ich gewartet habe, und wir verleben noch einen wunderbar friedvollen Nachmittag. Vielleicht erzähle ich Dir dann auch ein bisschen vom Warten, wer weiß, lass es uns einfach mal versuchen.

Und den jungen Mann, den Du da bestellen willst, den brauchen wir dann vielleicht gar nicht mehr?

soll Mut machen,

... äußere Veränderungen zu wagen;
... innere Veränderungen zu erkennen und Trauer darüber zuzulassen.

Hallo Mutter,
wie ist es Dir ergangen?
Olli, Du weißt schon, der nette Zivildienstleistende von der Caritas, hat mir erzählt, Du seiest „ganz okay". Er hätte Dich einfach machen lassen, was immer das auch heißen mag. Jedenfalls wirkte er einigermaßen zuversichtlich, als er beim Abschied brummte, dass das wohl ginge.

Du hingegen wirkst ein bisschen außer Puste. Wahrscheinlich hast Du Dich aufgeregt, weil ich, für Dich so völlig ungewohnt, einfach weg war. Nicht mehr da, nicht zu sehen und zu hören. Und Du ganz allein mit einem fremden Mann! Obwohl der leicht Dein Enkel sein könnte, so jung, wie er noch ist. Und so ganz und gar fremd konnte er Dir auch nicht mehr gewesen sein, habe ich ihn Dir vor ein paar Tagen doch bereits schon vorgestellt. Seitdem war er jeden Nachmittag hier. Wir haben zusammen Kaffee getrunken und Du warst die Liebenswürdigkeit in Person. Sprachst einen hinreißenden Unsinn, während er in seiner selbstverständlichen Art dazu genickt und gebrummt hat. Freundlich gebrummt, mit lachenden Augen und ganz viel Gelassenheit. Den bringt so schnell nichts aus der Ruhe.

Dich schon, das merke ich, und ich muss Dir sagen, diese erste freie Stunde heute hat auch mich ganz schön mitgenommen.

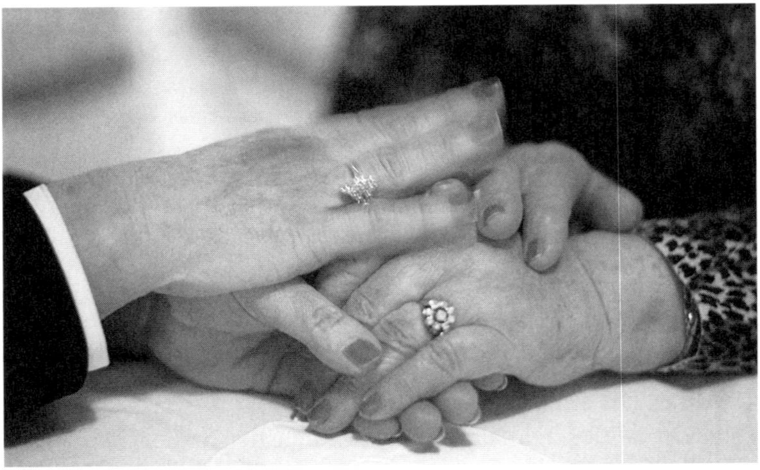

Tochter, die einzige Gewissheit,
die mir geblieben ist in meiner
Welt des Vergessens, ist das Vertrauen
in Dich und dass Du dafür sorgst,
dass ich niemals meine Würde verliere.
Das lässt mich das Niemandsland
als Schicksalsland annehmen.

Dauernd habe ich mir Gedanken um Euch beide gemacht. Ob das wohl gut geht; ob Du auch freundlich bist oder den Jungen vergraulst; ob Du mir hinterher schimpfst oder schlimmer noch, hinterher jammerst, und alle zwei Minuten fragst, wo ich denn sei.

Ich gestehe, Mutter, auch wenn sich an meinen Plänen mit dem wöchentlichen Olli-Nachmittag nichts ändern wird, hatte ich ununterbrochen ein schlechtes Gewissen! Allerdings so lange, so stundenlang, wie Du jetzt behauptest, war ich nun wirklich nicht weg. Und so schlimm, wie Du Dich jetzt beklagst, kann es gar nicht gewesen sein. Gut, Deine Einlage ist nass und Olli hat sie nicht gewechselt. Das ist Dir sicher nicht angenehm. Aber noch weniger angenehm wäre Dir sicher gewesen, der fremde Mann hätte versucht, Dir den Rock hochzuheben und die Unterwäsche herunterzuziehen. Das lässt Du Dir ja noch nicht einmal von Wolfgang machen, obwohl der seit jeher Dein uneingeschränktes Vertrauen genießt. Geschweige denn von so einem Jungen! Das hat er sicher richtig gedeutet und es bei dem kleineren Übel belassen.

Also Mutter, nächsten Donnerstag kommt er wieder und wir machen einen neuen Versuch: Ich mit meinen Besorgungen ohne schlechtes Gewissen und Du mit Olli und einer netten Beschäftigung. Das lenkt Dich ab und lässt Dir die Zeit kürzer erscheinen. Zum Beispiel könntest Du Handtücher falten, das machst Du doch so gern! Einen Riesenberg Handtücher, jawohl, den werde ich Olli hinstellen und die kannst Du dann falten.

Oder ich schlage ihm vor, ein wenig mit Dir spazieren zu gehen. Am besten hier in der Nähe, da ist Dir die Umgebung vertraut, zudem gibt es nur wenig Trubel. Vielleicht trefft Ihr eine alte Bekannte aus der Nachbarschaft? Das wäre doch nett, Mutter, das könnte ich sogar arrangieren. Oder Ihr spaziert bis zur Sportanlage. Da warst Du früher auch so oft, Mutter, erinnerst Du Dich? Immer, wenn einer von meinen Jungen dort ein Fußballspiel hatte, sind wir zusammen hingegangen und haben zugeguckt. Und geklatscht und gejubelt, selbst, wenn sie verloren hatten … Und jetzt, nach all den Jahren, gehst Du mit einem fremden Mann dorthin und meine Jungen sind in einer fremden Stadt. Was sind das nur für Zeiten …

Du: Desorientiert, völlig verwirrt und hilflos wie ein Kind.
Ich: Desillusioniert, denn ich habe, obwohl Du körperlich anwesend bist, meine Mutter verloren. Erschöpft, denn die Person, die einst meine Mutter war und nun nur noch eine lebende Hülle, fordert meine ganze Kraft. Perspektivlos, weil mir auch in Zukunft die Sorge um Dich bleibt. Um meine Kinder brauche ich mich nicht mehr zu sorgen, sie brauchen meine Unterstützung nicht mehr, dafür aber meine Mutter. Von einer Mutterrolle übergangslos in die nächste. Und eine Mutter gibt es für mich nicht mehr. Ich habe sie verloren.

Tochter,
Kind,
ich selbst habe mich verloren, schon vor langer Zeit, und glaube mir, der Verlust meiner selbst ist das Gnadenloseste auf dieser Reise ins Niemandsland. Unerbittlich, wie ich immer mehr vergesse, und gnadenlos, wie ich mich selbst vergesse.

Ich habe vergessen wer ich bin, wer ich war, wie ich war und wo ich war. War ich lebensfroh, kreativ, gütig? Selbstbewusst im Leben stehend oder zaghaft, pessimistisch, missgünstig? Was hat mir Lebensenergie gegeben und was mich deprimiert?

Ich habe vergessen, welche Eindrücke mich zu derjenigen gemacht haben, die ich bin, die ich war. Welche Erlebnisse hatte ich und wie bin ich mit Ereignissen welcher Art auch immer fertig geworden? Was habe ich erlebt in guten wie in schlechten Tagen und was habe ich daraus gemacht?

Ich habe vergessen, welche Personen mein Leben geprägt, wen ich geliebt und wen ich gehasst habe. Ich habe Mutter, Vater und selbst meine eigenen Kinder vergessen. Habe ich an Gott geglaubt? Welchen Idealen habe ich nachgeeifert und mit welchen Vorsätzen habe ich meine Kinder erzogen? Welche Ziele habe ich in meinem Leben verfolgt und welche habe ich tatsächlich erreicht?

Ich habe vergessen, wo mein Platz ist in der Welt. Ich habe den Kontakt zu mir selbst verloren, zu meiner Person, meiner Vergangenheit, zu dem, was mein Leben ausmacht. Ich habe keinerlei Tuchfühlung mehr zu mir, habe mich selbst vergessen, mich verloren.

Tochter, die einzige Gewissheit, die mir geblieben ist in meiner Welt des Vergessens, ist das Vertrauen in Dich und dass Du dafür sorgst, dass ich niemals meine Würde verliere. Das lässt mich das Niemandsland als Schicksalsland annehmen. Niemals wirst Du mir meine Würde absprechen noch zusehen, dass andere es tun. Nie wirst Du zulassen, dass jemand über mich lacht, herablassend über mich redet oder mich als „verrückte Alte“ abtut. Nie wirst Du erlauben, dass jemand mich nicht ernst nimmt in meinen Gefühlen. Nie wirst Du gestatten, dass irgend jemand mich zur Sache macht, mich nicht annimmt als Mensch mit vorhandener Seele und erhaltenen Gefühlen. Denn Mensch, liebe Tochter, das weißt nicht nur Du, Mensch bin ich geblieben und werde es weiter sein bis zu meinem Ende.

soll Mut machen,

… den Bedürfnissen des altersverwirrten Menschen Rechnung zu tragen;
… seine verwirrt erscheinenden Äußerungen und Handlungen als „wahr" anzuerkennen.

Nicht wahr,
Mutter,
etwas Sinnvolles tun zu können, hebt gleich die Stimmung. Das sagte ich auch Wilma, als wir uns neulich trafen. Sie fragte nämlich, was Du so den ganzen Tag machst. Kommt nie vorbei und will dann aus der Entfernung von mir wissen, was Du tust. Sie kann sich das absolut nicht vorstellen. Kennt Dich nur aktiv und beschäftigt. Ob Garten, Handarbeiten, Backen und Kochen, Treffen mit Deinem Caritasverein oder Hüten eines Enkelkindes, immer hattest Du etwas zu tun, immer warst Du beschäftigt. Und nun kann sie sich absolut nicht vorstellen, dass Du gar nichts mehr tun kannst.

Was sollte ich ihr da sagen, Mutter, ihr, die in einer so völlig anderen Welt lebt. Die schick daherkommt, zur Kosmetikerin geht und zur privaten Fußmassage. Damit sie fit ist für die Partys zum Wohle des Geschäftes ihres Ehemannes. Die Glamour liebt und die große Welt. Da passen wir nicht hinein, Mutter, wir nicht.

Unsere Welt sieht anders aus und besonders unser Tagesablauf. Unser gemeinsamer Tag, den Du und ich zusammen gestalten. An dem ich Dich beschäftigen muss wie ein Kind. So, wie Du uns beschäftigt hast, damals, als wir Kinder waren. Da wart Ihr noch vertraut, Wilma und Du, und ich immer hintendran. Nie konnte ich ihr das Wasser reichen im Umgang mit Menschen, insbesondere aber im Umgang mit Dir. Wie konnte sie Dich umgarnen, Dich umschmeicheln und für sich einnehmen. Und wie ungeschickt war ich dagegen: Immer habe ich die Wahrheit gesagt, so undiplomatisch das auch war und manchmal auch bitter für die anderen. Und ganz besonders für Dich, Mutter. Und trotzdem waren wir uns später viel näher, Du und ich, Mutter. Wir waren ehrlich zueinander und so vertraut. Deswegen weiß ich doch auch jetzt so gut, wie wir zusammen den Tag bestehen können! Da hat Wilma aber doch verhalten gestaunt und sich gewundert, wie ich das schaffe. Ich! Dabei kommt es einzig und allein auf Dich und Deine Tagesform an, wie wir beide den Tag bewältigen. So bist Du manchmal so aufgedreht, dass Du nicht still sitzen kannst und herumlaufen musst. Oft ist es auch so, dass Du gerade an den Tagen voller Elan bist, an denen ich vor Erschöpfung schier umfalle. Dann kannst Du richtig viel tun: Wäsche falten zum Beispiel, das hast Du immer gern gemacht. Auch jetzt faltest Du ein Handtuch immer wieder auf und zu und bist glücklich dabei. Und ich bin es auch, Mutter, ehrlich, das Handtuch ist wirklich toll gefaltet.

Richtig gut siehst Du aus, richtig zufrieden. Und wie froh bin ich, dass Du mir hilfst. Wie sonst hätte ich den Wäscheberg bewältigen sollen, hättest Du mir nicht beim Zusammenlegen geholfen … – und ganz akkurat, Linie auf Linie. Danke, Mutter.

Möchtest Du nicht noch dieses Handtuch bei Dir behalten, es ist so schön weich und flauschig. Das kannst Du falten so oft Du möchtest, während ich ein paar Telefonate erledige. Auf und zu kannst Du es falten, längs oder quer, ganz nach Lust und Laune. Oder Du kannst es an Deine Wange reiben, Dein Gesicht hinein vergraben, es als Schal um Deinen Hals legen oder stundenlang den Tisch damit abwischen. Kein Mensch wird Dir Vorschriften oder gar Vorwürfe machen, selbst wenn Du das Blumenwasser damit aufsaugen solltest. Es ist Dein Handtuch und Du kannst damit machen, was *Du* möchtest.

Heute Nachmittag möchte der Arzt nach Dir schauen. Er sagt zwar immer, Du seiest im Grunde kerngesund, aber im Auge behalten will er Dich doch. Meinetwegen, soll er. Was meinst Du, Mutter, sollen wir ihm sagen, dass Du so eine Unruhe in Dir hast? Und neuerdings so ängstlich bist? Ob es dagegen eine Arznei gibt? Oder ob Spazierengehen ausreicht? Und wie weit sollen wir laufen, was ist Dir zumutbar?

Ha, der Doktor hat gut reden, körperliches Ausgelastetsein sei die beste Medizin und je mehr, desto besser. Auch schwimmen in lauwarmem Wasser wäre gut. Möglichst regelmäßig, am besten jeden Tag zu immer der gleichen Zeit mit immer der gleichen Person. Das „helfe wohl noch eine Weile". Ruhig stellende Medikamente hingegen könne er nicht empfehlen, da sie „reinweg alles" dämpften; ich wisse ja wohl, was er damit meine. Dabei wendet er sich mir so verschwörerisch zu und senkt geheimnistuerisch die Stimme! – hat sich wohl eingebildet, dass Du dann nicht verstehst, was er damit meint. Aber bei mir braucht keiner zu flüstern. Gar keiner. Noch nie habe ich das gemocht. Wenn Du etwas nicht hören sollst, dann braucht es auch nicht in Deiner Gegenwart gesagt zu werden. So einfach ist das! Da muss man doch misstrauisch werden. Jeder Mensch würde bei so einer üblen Geheimniskrämerei misstrauisch sein.

Überhaupt gibt der immer so gute Ratschläge. Schwimmen! Schön und gut. In lauwarmem Wasser! besser. Möglichst ohne Spritzer und Wellengang – schrilles Kindergeschrei und dröhnende Lautsprecherdurchsagen sowieso nicht. Und wehe, Mutter, Du machst ins Wasser, da werden wir gemeinsam hochnotpeinlich rausgeschmissen aus der Badeanstalt.

Nein, lieber Herr Doktor, ich sehe ein, dass das ausgesprochen nett oder auch therapeutisch sinnvoll wäre, aber mir – jawohl mir! – wäre das nun doch ein bisschen zu aufwändig. Mir wäre das eindeutig zu viel und dessen schäme ich mich nicht.

Wie wäre es denn mit einem praktikableren Vorschlag? Sinnvoll beschäftigen, soso. Was denken Sie, was ich hier den ganzen Tag tue. Kartoffeln schälen, Wäsche falten, Äpfel vierteln, alles immer so lange oder besser gesagt so kurz, bis ihr Bewegungsdrang sie wieder zum Aufstehen zwingt, dann wieder hin und her gehen, her und hin und schließlich aufs Neue: Kartoffeln schälen, Wäsche falten, Äpfel vierteln und wieder von vorn. Und immer begleitet von den unsinnigsten Gesprächen, denn meine Mutter wird, das wissen Sie vielleicht noch gar nicht, ausgesprochen ungehalten, wenn ich auf ihre sinnlosen Fragen keine für sie sinnvollen Antworten gebe. Da ist höchste Diplomatie gefragt.

Und Seidenmalerei, das gebe ich gern zu, haben wir bisher nicht ausprobiert. Denn Seidenmalerei hat meine Mutter nie betrieben, in ihrem ganzen Leben nicht! Warum also sollte sie jetzt damit anfangen? Welchen Bezug hat die exklusive Seidenmalerei – oder überhaupt alle Gestaltungsmöglichkeiten mit Farben – denn zum Leben meiner Mutter? Was soll sie denn damit anfangen? Nein, nein, da müssen wir uns schon etwas anderes einfallen lassen. Etwas, was wirklich mit ihr zu tun hat, mit ihr selbst und ihrem Leben.

Tja, Mutter, solche Ratschläge kriege ich dann! Jeder meint, er müsse mir etwas empfehlen, und jeder Tipp gilt als der ultimativ Richtige. Und fast jeder ist beleidigt, wenn ich seinen Vorschlag nicht augenblicklich in die Tat umsetze. Dabei wäre das Einzige, was mir wirklich hilft, ein bisschen Entlastung. Wir beide, wir kommen schon miteinander zurecht, da weiß ich uns zu helfen. Aber ein bisschen Entlastung, das wäre schon angebracht. Doch außer Wolfgang, der jetzt immer die Wocheneinkäufe mitbringt, hilft mir keiner, und dann bin ich doch wieder auf mich allein gestellt.

Gut, dass wir jetzt wenigstens den Olli haben. Der wird morgen wieder einen schönen Spaziergang mit Dir machen. Und wenn Du willst, Mutter, jetzt, wo Du Dich schon ein bisschen an ihn gewöhnt hast, soll er auch ruhig zwei Mal in der Woche kommen. Dann könnte ich vielleicht wieder einmal in meine Gymnastikrunde gehen.

Ja, Tochter,
dieser Olli ist wirklich ein Schatz.
Ich freue mich immer, wenn ich ihn sehe. Ist ausnehmend höflich, der Junge. Mir gefällt auch seine direkte Art. Da gibt es keine langen Mätzchen und keine endlosen Diskussionen. Wir gehen miteinander spazieren und fertig. Immer den gleichen Weg, und genau das liebe ich. Diesen Weg kenne ich noch von früher, weißt Du, Tochter, da am Teich entlang, wo ich schon mit Deinen Kindern so gern herumgelaufen bin. Da ist mir alles so vertraut, da kenne ich jeden Baum. Auch die neuen Büsche, die in den letzten Jahren gepflanzt worden sind. Und natürlich kenne ich auch jede Biegung und jede Kreuzung. Nie brauche ich Angst zu haben, dass ich den Heimweg vielleicht nicht finde. Den finde ich, oh ja, den könnte ich sogar dem Olli zeigen. Dem zeige ich unterwegs einiges und erzähle ihm so dies und das. Wirklich nett, der Junge. Und so zuverlässig. Wenn er sagt, heute bräuchte ich keinen Mantel anziehen, dann stimmt das auch. Dann ist das Wetter tatsächlich entsprechend. Und noch nie habe ich dann gefroren. Ich glaube ihm einfach, was er sagt.

Nur er will mir nicht glauben, zumindest nicht, wenn es um mein Gefühl geht, dass Personen aus meiner Vergangenheit auf mich warten, meine Mutter, meine Freundinnen und meine Schwester zum Beispiel. Nein, nein, sagt er dann und behauptet, wir hätten noch über eine halbe Stunde Zeit. Dann zeigt er mir seinen Arm mit einem bunten Riesengestell am Handgelenk und behauptet, dieses Wirrwarr von Zeichen wäre seine Armbanduhr. Und da könne ich genau sehen, dass es erst halb vier sei. Halb vier! Als ob es auf halb vier ankäme! Sie warten doch auf mich, halb vier hin oder her. Gut, sagt er, sie warten. Und geht dabei kein bisschen schneller! Trödelt weiter einfach so herum! Während ich es immer eiliger habe, fast renne, weil ich sie doch nicht warten lassen möchte. Und dann, völlig verrückt, redet er von einer Tochter, die wisse, dass wir uns gut miteinander amüsieren, angeblich gönne sie uns das und deswegen warte sie eben nicht.

Natürlich amüsieren wir uns gut, das ist es ja eben, und gönnen tut sie uns das kein bisschen, im Gegenteil, so etwas gehört sich nicht, anständig ist die ganze Familie und anständig habe auch ich zu sein. Deswegen warten sie, nur deswegen, und ich, ich lass sie warten, es ist mir ganz egal, vergesse sie einfach und denke nicht daran, dass sie sich Sorgen machen. Und tatsächlich, sie sind außer sich vor Sorge und fragen sich, was die Leute denken sollen, ich wisse doch wohl, was sich gehört und so etwas gäbe es kein zweites Mal! Kein Anstand und keine Sitten, nein, so geht das nicht. Sie dürfen nichts merken, schnell-schnell nach Hause, sie warten dort.

Ich habe sie, trotz aller Versprechungen, wieder warten lassen, wie mir das leid tut! Verzeih mir, vergib mir. Lass mich weinen, einfach weinen, vor Reue und Scham und vor Traurigkeit, gib mir Halt, tröste mich und nimm mich an, wie ich bin, denn ich kann nicht anders. Dann fühle ich mich sicher und ich spüre, alles wird gut.

soll Mut machen,

... sich der vielfältigen Verluste, die der altersverwirrte Mensch im Leben erlitten hat, zu vergegenwärtigen;

... sich diese Verluste als Daseins-Verlust vorzustellen.

Mutter,
bitte,
ich habe jetzt überall gesucht!
Ü-ber-all! Und Du hast auch gesucht. Doch wenn Du Deine eigenen Verstecke nicht findest, Mutter, wer dann? Und wer weiß, vielleicht gibt es ja keine.

Mutter, hör mir zu, setz Dich bitte ganz ruhig hin und hör mir einfach zu: Dein Geld liegt auf der Bank, hörst Du, auf der Bank! Dort hast Du seit 30 Jahren ein Konto und dorthin kommt Deine Rente. Hier im Haus brauchst Du kein Geld, und einkaufen gehst Du doch schon lange nicht mehr. Also brauchst Du auch kein Geld. Das liegt auf der Bank viel sicherer. Bitte, Mutter, ich weiß nichts von zweihundert Mark bzw. Euro. Ich habe auch keine Vorstellung, wann Du die bekommen haben solltest. Und bitte hör auf mit den Vermutungen, jemand hätte sie gestohlen. Ich am Ende, das ist doch die Höhe! Was unterstellst Du mir da eigentlich?

Weißt Du, Mutter, das tut ganz schön weh, was Du mir da vorwirfst. Haben wir nicht seit jeher ein tiefes Vertrauensverhältnis gehabt? Habe ich jemals Dein Vertrauen missbraucht? Habe ich nicht die ganzen letzten Jahre alles, im wahrsten Sinne des Wortes: *alles* für Dich getan. Habe ich nicht meinen Arbeitsplatz zuerst halb, dann ganz aufgegeben für Dich? Damit jemand – nein, nicht jemand, sondern ich! – bei Dir sein kann, weil nichts mehr ohne Hilfe geht. Und das ist jetzt der Fall. Keine Minute kann ich Dich mehr alleine lassen, weil Du sonst aus dem Haus läufst und nicht wieder zurück findest, die Treppe hinunterfällst, die Blumen aufisst oder mit dem WC-Reiniger Dein Gesicht wäschst. Oder aber Du findest die Toilette in der Eile nicht mehr und verstaust den Kot in der Nachttischschublade, damit niemand etwas merkt. Oder, oder, oder, was soll ich weiter aufzählen, Du weißt genau, wie unser Tag aussieht. Meiner wie Deiner, denn ich habe meinen Tag und mein ganzes Leben in diesen Jahren auf Deines abgestimmt, Mutter, freiwillig, damit Du Dein Leben in Würde beschließen kannst.

Das tue ich für Dich, Mutter, nicht für Geld. Weil Du es mir wert bist. Und dann unterstellst Du mir, ich hätte Dir Geld gestohlen, läppische zweihundert Euro! O Mutter, ich hoffe nur, Du weißt nicht, was Du da sagst, denn verzeihen könnte ich Dir das nie.

Tochter,
irgend etwas treibt mich um!
Ich bin eine selbständige Frau, mein Leben lang gewesen! Habe für mich gesorgt und meine Dinge besorgt, alles allein, alles selbständig, alles selbstbestimmt. Was wäre mir als Witwe auch anderes übrig geblieben? Geholfen hat mir keiner, aber Vorschriften hat mir auch keiner gemacht. Ich konnte machen, was ich wollte, und das habe ich auch getan. Alles im Rahmen, Du weißt, anständig erzogen und aus gutem Hause, da sollte ich wohl wissen, was sich gehört. Und deswegen war ich auch geachtet und gut angesehen, mir konnte keiner etwas nachsagen. Nicht auffallen und anständig sein, das habe ich auch Euch Kindern beigebracht. Keine Schulden machen und nicht über die Verhältnisse leben, lieber ein bisschen sparen als auf den Putz hauen.

Ich hatte immer genug Geld; nicht zu viel, aber ausreichend. Mit diesem Geld, meiner eigenen Rente und der Deines Vaters, da war ich wer! Ich brauchte nicht zum Sozialamt und in keine Bet-

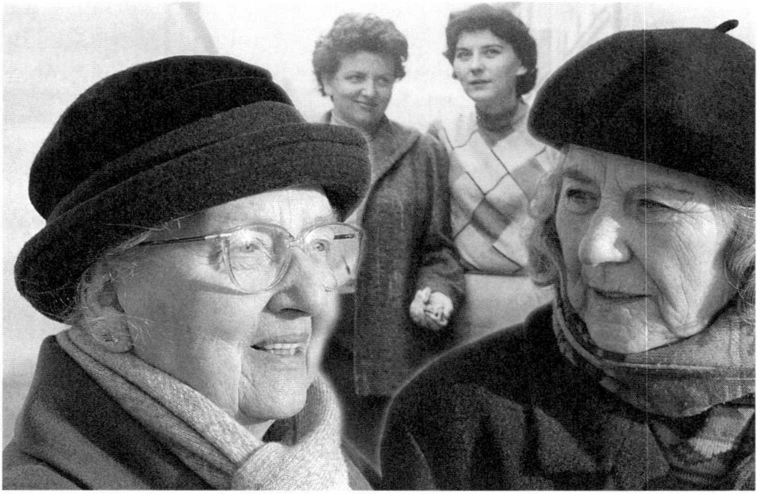

Im Spiegel erkenne ich mich
schon lange nicht mehr; die alte Frau,
die ich dort sehe, hat nichts mit mir zu tun.
Diese Alte, die mir da entgegenblickt,
hat gar keine Erinnerungen an sich selbst.
Sie hat vergessen, wer sie ist.

telstube, konnte mich anständig kleiden und meinen Enkelkindern ordentliche Geschenke machen. Die brauchten sich ihrer Oma nicht zu schämen! Das hat mich stolz gemacht, Tochter, mir Würde verliehen. Nie hätte sich einer meinetwegen schämen dürfen, nie! Auch ich selbst nicht. Immer wollte ich mich mit Anstand im Spiegel betrachten können, mir hocherhobenen Hauptes selbst in die Augen schauen können.

Und jetzt, Tochter?
Im Spiegel erkenne ich mich schon lange nicht mehr; die alte Frau, die ich dort sehe, hat nichts mit mir zu tun. Diese Alte, die mir da entgegenblickt, hat gar keine Erinnerungen an sich selbst. Sie hat vergessen, wer sie ist. Ihr vergangenes Leben ist so tot wie die kalte Scheibe, in die ich starre. Das kann nicht ich sein, auf keinen Fall, so undurchdringlich kenne ich nur andere Menschen.

Zeig mir ein Bild von meiner Jugend, daran erinnere ich mich manchmal. Zeig mir ein Bild mit mir und meinem Lieblingsmantel, den mit dem Fuchskragen, dann würde ich mich sicher erkennen.

Den Fuchskragen hatte ich mir von meinem Lehrlingsgeld zusammengespart, und mit dem Kragen war ich wer! Zumindest kam ich mir so vor. Wie war ich stolz auf mich, die ich, im Gegensatz zu vielen gleichaltrigen Mädchen, eine Lehre machte, und darauf, was ich geschafft hatte! Richtig gut dastehen wollte ich vor meinem Bräutigam, er sollte sich meiner nicht schämen müssen. Er machte mir später zum Geburtstag oder zu Weihnachten auch mal ein kleines Geschenk, aber die Freiheit, mir selbst ab und zu etwas zu kaufen, die habe ich mir nie nehmen lassen. Da konnte ich mir aussuchen, was mir gefällt. War von niemandem abhängig.

Ganz anders als jetzt, Tochter. Auch wenn Du es gut meinst und mich in Dein Leben einbeziehst, mich nicht bevormundest, sondern mich berätst und mich befragst, so spüre ich, dass meine Selbstbestimmtheit schwindet. Mit jedem Tag mehr, denn jeder Tag ist eine neue Konfrontation mit all den Möglichkeiten, die ich verloren habe. Trauer und Ratlosigkeit erfassen mich, wenn Du mich allmorgendlich fragst, was ich anziehen möchte, das rote, das blaue oder das geblümte Kleid. Kind, woher soll denn ich das wissen? Soviel Auswahl überfordert mich und macht mich ganz wütend, weil ich so im Zugzwang bin. Oder ich resigniere. Dann sage ich gar nichts und Du denkst vermutlich, ist ja eh egal. Ist es das? Ich weiß es nicht, ich weiß nur, dass ich mich entscheiden könnte. Für *ein* Kleid. Zeig mir ein Kleid und frage mich, ob dies das Richtige ist für den heutigen Tag. Diese *eine* Frage kann ich Dir beantworten. Und wenn ich sage, nein, dieses Kleid nicht, dann meine ich das auch so. Und wenn Du mir das ungeliebte Kleid dann trotzdem einreden und mir beim Anziehen gerade dieses Kleides behilflich sein möchtest, fühle ich mich nicht ernst genommen. Ich habe dann das Gefühl, dass nicht nur mein Wunsch nicht beachtenswert ist, sondern dass ich es selbst nicht wert bin, dass Du auf diesen kleinen Wunsch eingehst.

Diese Tage fangen schon völlig verquer an. Merke ich doch genau, dass ich die selbstverständlichsten Fähigkeiten verloren habe. Die Fähigkeit, zu erkennen, wer ich war und wer ich bin, die Fähigkeit, mein Leben in die Hand zu nehmen und meinen Tag zu gestalten, die Fähigkeit, zu wählen oder mich zu entscheiden, und schließlich auch die Fähigkeit, selbstbestimmt über mein Geld zu verfügen. Mein Geld, das mich zu einer eigenständigen Person macht.

Irgend etwas treibt mich um, Tochter: Ich suche und suche, den ganzen Tag. Doch ich suche nicht wirklich Geld, Tochter. Ich suche all meine verlorengegangenen Möglichkeiten.

Kapitel 9

soll Mut machen,

… eigene Verzweiflung einzugestehen und Hilfe anzunehmen;
… über die Bedingungen eines würdevollen Lebensendes nachzudenken.

Ach Mutter,
die dunkle Jahreszeit beginnt.
Wie graut es mir vor den langen Abenden. Wenn es um halb fünf bereits dunkel ist und wir beide hier in der Wohnung zusammen darauf warten, dass es endlich spät genug zum Schlafengehen ist. Wenn wir nicht wissen, wie wir die Zeit vertreiben sollen, denn die Sendungen im Fernsehen verstehst Du nicht mehr und die fremden Stimmen und zusammenhangslosen Geräusche regen Dich nach kürzester Zeit schon auf. Wenn Du nicht Haltmachen kannst bei Deinen rastlosen Wanderungen quer durch die Wohnung und Deine Beine niemals ermüden. Wenn Deine Gespräche ohne Empfänger nicht versiegen und Du von mir Antworten erzwingst. Wenn trotz Christstollen, Glühwein- und Spekulatiusduft so gar keine Adventsstimmung aufkommen will, weil die ganze Wohnung hell erstrahlen und schattenlos ausgeleuchtet sein muss, damit Du keine Angst zu haben brauchst. Keine Gemütlichkeit bei Kerzenschein, da kriegst Du gleich zuviel. Da holt Dein eigener Schatten Dich ein.

Was verfolgt Dich nur, Mutter, wem läufst Du davon? Was kann es sein, das Dich nicht zur Ruhe kommen lässt und Dir Deinen Frieden raubt? Du kannst die Uhr doch nicht mehr zurückdrehen. Egal, wie alles gekommen ist: Es wird seinen Sinn gehabt haben. Das, was Du getan hast im Leben, genau wie das, was Du unterlassen hast. Es musste einfach alles so geschehen, wie es passiert ist, es ging eben nicht anders. Genau das zeichnet doch Dein Leben aus, Mutter, das bist doch Du!

Ach, Mutter, könntest Du doch mit Dir und Deinem vergangenen Leben im Reinen sein, ich glaube, dann hättest Du den Frieden, der Dir jetzt fehlt.

Mir fehlt er auch, der Friede, weil ich jeden Tag aufs Neue sehe, dass Du in wahrhaftiger Not bist. Ein bisschen mehr Ruhe, ein bisschen weniger Betriebsamkeit und manchmal das Gefühl, nicht permanent ansprechbereit sein zu müssen, das wäre schön für mich. Schön für uns beide, Mutter, denn diese Unruhe, die Du verbreitest, selbst dann, wenn Du scheinbar ruhig bist, macht vor mir ja nicht Halt. Im Gegenteil, sie macht mich verrückt. Schier wahnsinnig mitunter und ich frage mich, ob das richtig sein kann, dass ich die Beruhigungspillen nehme anstatt Du. Gut, allmählich hat der Doktor ein Einsehen und merkt, dass wir beide am Ende sind. Er probiert dann etwas anderes aus und sagt, ich solle das beobachten. Und damit meint er, ich soll schauen, ob die dämpfende Wirkung des Beruhigungsmedikamentes nicht auf Kosten Deiner verbliebenen Aktivitäten geht. Dabei sind es doch gerade Deine Aktivitäten, die mich wahnsinnig machen. Und dann fragt er mich doch, ob ich denn wolle, dass Du still im Sessel sitzt und gar nichts mehr sagst? Und am liebsten hätte ich ihm ins Gesicht geschrieen: „Jaaaaah, genau das ist es, was ich will!“

Natürlich habe ich nichts dergleichen gesagt. Noch bin ich nicht so weit, das auch vor anderen zugeben zu können. Einzugestehen, dass ich mir nichts sehnlicher wünsche als Ruhe, Ruhe, Ruhe! Gemerkt haben muss er allerdings doch etwas, er meinte nämlich, es gebe einen Gesprächskreis für Angehörige, ob das nicht etwas für mich wäre. Das würde mich vielleicht entlasten, wenn ich sähe, dass es anderen genauso ergeht wie mir oder uns.

Ja, gut möglich, vielleicht entlastet das, und sicher gibt es Familien, denen ergeht es viel schlimmer als uns, doch interessiert mich das ehrlich gesagt gar nicht. Mich interessiert, wie es mir ergeht. Mir! Einmal an mich denken können, ein einziges Mal nur! Und wenn ich dann schon einmal hier herauskomme, will ich doch etwas anderes hören, etwas Erfreuliches, und nicht noch mehr Elendsgeschichten.

Nein, schön wäre es zum Beispiel, wenn ich einmal gar nicht zu reden bräuchte, schließlich bin ich zusammen mit Dir, Mutter, auch verbal pausenlos im Einsatz. Das habe ich auch unserem Doktor mit seinen wunderbaren Vorschlägen geantwortet, genau das, weil es nämlich die Wahrheit ist. Und was glaubst Du, Mutter, dieses Mal hatte er wirklich einen brauchbaren Vorschlag: Autogenes Training! Richtig gezielt und speziell nur für mich! Nicht in der Volkshochschule mit dreißig anderen in einem Raum, sondern ich ganz allein. Dann kann ich bestimmen, in welchem Tempo es vorangeht und wo meine Prioritäten liegen. Vielleicht auch begleitet von ein paar „unterstützenden" Gesprächen, sofern ich das möchte, je nach dem.

Und ob ich das möchte! Autogenes Training! Entspannen, ausruhen, fallen lassen, Kraft schöpfen. Gut, ein bisschen reden meinetwegen auch, vorher, hinterher, ganz egal, bloß nicht zuviel, aber Autogenes Training, und dann noch ganz individuell für mich, das probier ich! Ich versuche, gleich nächste Woche, wenn Olli kommt, einen Termin zu bekommen. Endlich geschieht auch einmal etwas für mich, ganz allein für mich! Und wenn sich durch das Autogene Training nichts verändern sollte – weiß man es denn, ich kenne es ja noch gar nicht –, so habe ich wenigstens eine Stunde gewonnen. Eine Stunde für mich! Kleine Fluchten – warum nicht?

Tochter,
Du fliehst vor mir,
vor dem, was mich umtreibt?
Ich flüchte ja selbst, Tochter, einmal flüchte ich, das andere Mal suche ich. Und Ruhe finde ich noch lange nicht. Erst wenn ich alle Stationen meines Lebens abgeschritten bin, alle Begegnungen meines Leben durchgesprochen, alle Versäumnisse nachge-

holt und alle Verfehlungen bereinigt habe, dann, liebe Tochter, erst dann bin ich bereit zur Ruhe und zum Frieden mit mir selbst. Hab Geduld, Tochter, ertrage mein Suchen und gib mir die Chance, meinen Frieden zu finden. Dann, im Frieden mit mir selbst, kann ich gelassen meinem Ende entgegensehen und in Würde mein Leben beschließen.

soll Mut machen,

… Grenzen zu stecken und
Konsequenzen zu ziehen.

Wie schön, Mutter, dass Du Dich so gut hier eingelebt hast. Du glaubst gar nicht, wie sehr ich mich darüber freue. Und am meisten freue ich mich, dass Du mich gleich erkennst, sobald ich aus der Fahrstuhltür trete. Egal, wie viele Leute hier auf dem Flur herumlaufen, unter Tausenden würdest Du mich sofort erkennen. Das macht mich fast ein bisschen stolz, merke ich doch, dass es auf Deinem Weg aus dieser Welt noch einen Platz für mich gibt. Doch eines Tages wirst Du mich nicht mehr brauchen, Mutter, dann wirst Du ganz für Dich sein, ganz in Dir ruhen, in Deiner eigenen Welt. Ich wünsche sie Dir freundlich, Deine Welt, und ich werde bei Dir und mit Dir sein, so oft ich nur kann.

Komm, Mutter, wir gehen in Dein Zimmer, da bist Du nicht so abgelenkt und wir sind unter uns. Ich fass Dich unter und Du führst mich den Flur entlang, an der Sitzgruppe vorbei bis zu der Tür, an deren Mitte der wunderbare Fuchskragen hängt. Wie gut, dass wir den aufgehoben haben, der gehört zu Dir und Deiner Jugend wie ein eingebranntes Mal. Den würdest Du überall wiedererkennen und deswegen findest Du Deine Zimmertür hier auch sofort!

Das war nach einigen Jahrzehnten Dein erster Umzug. Und nun ist dies Dein neues Zuhause. Hier sollst Du Dich jetzt heimisch fühlen, und Deine mitgebrachten Sachen – Deine Kommode,

Dein Lieblingssessel und das kleine Sofa für den Besuch – sollen Dir dabei helfen. Es ist Dein Zimmer, unverkennbar, aber Heimat ist es nicht, wird es wohl auch nie werden. Und trotzdem wirkst Du seltsam ergeben, merkwürdig gefasst und völlig ruhig – und ich rede mir ein: zufrieden.

Wie sehr wünsche ich mir, dass Du tatsächlich zufrieden bist, hier, in Deiner neuen Heimat, denn ich habe dieses Heim für Dich ausgesucht. Es ist keine teure Residenz, nicht besonders schick und nicht übermäßig modern. Es ist genau das Heim, das am ehesten zu Dir passt, in dem Du am wenigsten deplatziert und am wenigsten entwurzelt wirkst. Es ist das Heim, von dem ich mir vorgestellt habe, dass mein Gewissen am wenigsten schlecht sein wird, wenn ich abends wieder nach Hause gehe und Dich zurück lasse. Denn ein schlechtes Gewissen und ein schaler Geschmack bleiben, so gut ich Dich auch versorgt weiß. Aber eben von anderen, fremden, wenn auch liebevollen und fürsorglichen Menschen. Doch nicht mehr von mir. Damit muss ich fertig werden, Mutter, ich allein, denn eigentlich, das weißt Du ja, hatte ich es mir anders vorgestellt. Niemals wollte ich Dich „abschieben“, niemals in ein Heim geben. Nie hätte ich aber auch gedacht, dass dieser Weg so viel Kraft kosten würde.

Er war anstrengend, dieser Weg, gnadenlos und unerbittlich für uns beide. Unaufhaltsam stürmtest Du dem Abgrund entgegen. Und ich, am Ende meiner Kräfte, war zu erschöpft, um Dich nur annähernd zu halten; zu ratlos, um den Stürmen den Wind zu nehmen; zu verzweifelt, um aus dem Leben zusammen mit Dir ein Zusammenleben zu gestalten. Irgend etwas, ähnlich einer fremden Macht, zwang Dich, sämtliche Regeln zu brechen, Du verlorest jedes Maß für ein Auskommen in Gemeinschaft, lebtest nur für Dich und das, dessen Du gerade bedurftest. Und ganz egal, ob Dir nach Lachen war oder Weinen, Schimpfen oder Schmeicheln, immer hast Du erwartet, dass ich es hinnahm. In jedem Augenblick sollte ich Verständnis haben und genau so reagieren, wie Du es von mir wünschtest. Du führtest die Regie in unserem Zwei-Personen-Stück und ich, die ich nicht einmal das Drehbuch kannte, sollte nach Deinen Anweisungen handeln. Deine Erwartungen an mich wurden unberechenbar, Deine Wünsche nicht mehr nachvollziehbar.

Es ging nicht, Mutter, trotz guten Willens und aller Vorsätze, es konnte nicht gehen, denn zu sehr bin ich Deine Tochter. Zu sehr gleiche ich Dir in meinem Wunsch nach Selbstbestimmung, zu sehr in meinen Bestrebungen nach Harmonie. Und schon als Kind konnte ich es nicht ertragen, wenn Du, herrisch und unbeugsam, mir Deinen Willen aufzwingen wolltest. Gelang das nicht, verfielst Du in lautes Klagen, begleitet von Vorwürfen, die mitten in mein Gewissen zielten.

Das wieder erleben zu müssen, was mir zeitlebens Schmerzen bereitet hat, war zuviel, Mutter, einfach zuviel. Wäre es so weiter gegangen, Du auf dem Weg ins Niemandsland, ich mit meinen inzwischen kraft- und nervenlosen Bemühungen, hätte es auch meinen Untergang bedeutet.

In Ruhe sollst Du Deinen Weg aus der Welt gehen können, das ist das Mindeste. In Ruhe und in Frieden. Deswegen bist Du hier, Mutter, denn Frieden mit Dir selbst kannst Du nur finden, wenn ich Dich loslasse. Wenn ich nicht weiter versuchen muss, Geduld, Kraft und immerwährendes Verständnis zu heucheln. Wenn ich nicht schon frühmorgens in Tränen der Erschöpfung ausbrechen muss. Wenn ich nicht ständig aufpassen muss, dass aus der Erschöpfung Wut und aus der Wut Hass wird. Und wie könnte ich leben, vor mir selbst bestehen, wenn ich begänne, Dich zu hassen?

Lieben möchte ich Dich bis hin zu Deinem allerletzten Atemzug und lieben werde ich Dich auch darüber hinaus. Die Liebe fällt mir leichter, jetzt, da wir Abstand voneinander haben. Meine Kraft kehrt zurück, meine Geduld und mein Verständnis. Ich finde zu mir selbst zurück. Und so komme ich hierher zu Dir. Jeden Tag, Mutter, das verspreche ich Dir, und ganz besonders an Deinem letzten.

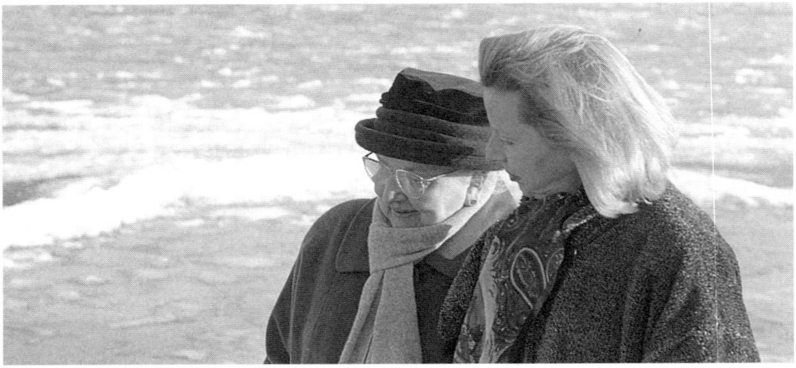

Der zweite Teil

soll Mut machen,
das rechte Wort zur rechten Zeit zu finden

„Mein altersverwirrter Angehöriger macht es mir schwer, ihm durch den Tag zu helfen"

„Jeden Tag erkläre ich meinem Schwiegervater mindestens 30-mal, dass er nicht mehr in seine Werkstatt gehen kann, sie seit Jahren verkauft ist, er sich hinsetzen und ausruhen kann. 30-mal, jeden Tag, und er will es einfach nicht einsehen, will es nicht verstehen. Geht umher und sucht sein Werkzeug. Zieht alle Schubladen und Schränke auf und kramt darin herum. Jeden Tag!"

„Gehe ich nur für fünf Minuten aus dem Zimmer, beklagt sich meine Mutter sofort und behauptet, ich ließe sie ständig allein. Nie würde ich mich um sie kümmern. Immer säße sie ganz alleine herum."

„Ich besuche meine Tante jeden Tag, obwohl ich mich frage, was das für einen Sinn hat, denn sie erkennt mich nicht mehr. Manchmal verwechselt sie mich auch mit ihrer eigenen Mutter!"

„Mein Vater war früher die Großzügigkeit in Person. Heute spricht er permanent Beschuldigungen aus, vor allem, er werde bestohlen, sein Geldbeutel oder seine Brieftasche seien weg."

„Meine Großmutter besteht darauf, alle paar Minuten zur Toilette geführt zu werden. Erkläre ich ihr, dass ich sie gerade erst gebracht habe, wird sie regelrecht aggressiv".

„Ich weiß gar nicht recht, was ich bei meiner Schwiegermutter soll. Sie spricht überhaupt nichts mehr. Worüber soll ich mich denn mit ihr unterhalten?"

„Wenn sich mein Großvater etwas in den Kopf gesetzt hat, ist er weder mit Geduld noch guten Worten davon abzubringen. Versuche ich es mit Argumenten, wird er nur noch starrsinniger.“

„Frau Hofmann will einfach nicht einsehen, dass sie nicht mehr in ihre Wohnung zurückkehren kann und ihr Zuhause jetzt hier ist. Immer will sie nur heim. Das wirkt sich auf die ganze Station extrem belastend aus.“

„Ich versuche alles, um meiner Mutter während ihres letzten Lebensabschnittes behilflich zu sein, ich will ihr ja auch helfen, doch wenn ich ehrlich sein soll, macht sie mir das ganz schön schwer!“

Jede Person, die einen altersverwirrten Angehörigen in der Familie betreut, im Pflegeheim besucht oder als Patienten in ihrer Obhut hat, kann diese Aussagen vermutlich sehr gut nachvollziehen, könnten sie doch von ihr selbst stammen. Und jede Person versucht ihr Bestes im Umgang mit dem verwirrten Menschen, probiert dieses und jenes aus und „irgendwie“ kommt man auch miteinander zurecht, insbesondere wenn der Krankheitsverlauf genug Zeit ließ, sich auf das Kommende vorzubereiten. Doch viele trifft die Situation aus heiterem Himmel. Sie sind irritiert und verunsichert und suchen einen Weg, angemessen und vor allem auch schnell auf Äußerungen oder Handlungen des altersverwirrten Menschen zu reagieren. Und nahezu jede Person muss, so sie ehrlich ist mit sich selbst, oft genug verzweifelt feststellen, dass sie jetzt einfach nicht mehr weiter weiß.

Häufig ist ein altersverwirrter Mensch zum großen Erstaunen seiner Verwandtschaft völlig verändert. War er früher z.B. kompromissbereit, ist er nun unleidig; war er früher ein unterhaltsamer Gesprächspartner, redet er heute unzusammenhängenden Unsinn oder gar nichts; legte er früher keinen Wert auf Bewegung, läuft er heute rastlos hin und her; war er früher aufgeschlossen, ist er heute weder für gut gemeinte Ratschläge noch für konstruktive Kritik empfänglich; war er früher ausgeglichen, erscheint er heute starrsinnig und aggressiv oder aber völlig apathisch.

Natürlich möchte man helfen, ihn beruhigen oder ihm Orientierung geben. Man möchte genau das tun, was richtig ist. Das Richtige zu tun, gelingt dabei oftmals auch intuitiv. Es soll den altersverwirrten Menschen nicht noch weiter verunsichern, ihn aber aufklären. Es soll den Betreffenden nicht zum Kind machen, er soll aber das, was von ihm gefordert wird, trotzdem verstehen. Das Richtige soll einfach so sein, dass der alte Mensch sich ernst genommen fühlt und seine Würde gewahrt bleibt. Und das ist eigentlich gar nicht so schwierig. Es gelingt am ehesten, wenn Sie als pflegende Angehörige oder professionell Pflegende verstehen, wie Verwirrtheit entsteht oder entstehen kann. Mit diesem Verständnis wird es Ihnen sehr viel leichter fallen, das „rechte Wort zur rechten Zeit" zu finden.

Kapitel 2

Der Mensch ist, was er geworden ist

Ihr altersverwirrter Angehöriger, der inzwischen so ganz anders in seinem letzten Lebensabschnitt steht, als Sie und mit Sicherheit auch er selbst es sich je vorgestellt hätten, blickt zurück auf ein langes Leben, das angefüllt ist mit Erfahrungen unterschiedlichster Art. Für alle sichtbar sind Erfahrungen aufgrund wunderbarer Erlebnisse oder traumatischer Ereignisse. Weniger sichtbar und auffällig sind die leisen Dinge im Leben, Zwischentöne beinahe, die im Alter mehr nachwirken denn je, auch dann, wenn der Betroffene nichts oder nur ganz wenig darüber berichten kann. Das fängt bereits im frühen Säuglingsalter an, doch gilt es in jedem Lebensalter vielfältige und schwierige Aufgaben zu bewältigen, die zum Menschsein und zur Entwicklung des Individuums dazugehören. Diese sind meist völlig unausgesprochen und selbstverständlich. Ist eine Aufgabe abgearbeitet, wartet schon die nächste, Erfahrung um Erfahrung, Aufgabe um Aufgabe, Stufe um Stufe.

Nach Erik Erikson, einem amerikanischen Psychologen, verläuft jedes menschliche Leben im westlichen Kulturkreis in Stufen oder Stadien. Bedeutsam für das Verständnis des Entstehens der Verwirrtheit sind sechs Stufen, grob eingeteilt in einen Rhythmus einzelner Lebensabschnitten, die ein Mensch im Laufe seines Lebens durchschreitet. Jeder Lebensabschnitt hält, sehr leise zwar, dafür aber um so bedeutsamer, aufeinander aufbauende Lernaufgaben bereit, die es allesamt von jedem Einzelnen zu bewältigen gilt.

Säuglingsalter

In der ersten Lebenszeit muss der Mensch lernen, zu vertrauen – zunächst seiner Um- und Mitwelt gegenüber im Sinne von „die Welt ist gut und freundlich zu mir", anschließend sich selbst. Was bedeutet das aber genau und wie kann ein Säugling dies lernen? Mit dem Begriff Vertrauen bezeichnet Erikson das Gefühl des Sich-Verlassen-Dürfens. Dieses Gefühl ist erfahrbar und setzt voraus, dass der kleine Mensch zuverlässig das bekommt, was er in dieser frühen Lebensphase braucht: Liebe, Geborgenheit und Nahrung, die er lautstark einfordert. Es folgen optische und taktile Eindrücke. Der Säugling strebt mit all seinen Sinnen danach, die ihn unmittelbar umgebende Umwelt wie Nahrung in sich aufzunehmen. Wird ihm dies ermöglicht, werden seine Bedürfnisse befriedigt und er hat allen Grund, ein hohes Maß an Vertrauen zu entwickeln. Bleibt ihm die Befriedigung dieser wichtigen Bedürfnisse jedoch verwehrt, lernt er, dass er sich nicht auf andere verlassen kann. Damit gerät die Glaubwürdigkeit anderer, vor allem der Mutter, ins Wanken. Misstrauen wächst und er nimmt als Erfahrung mit, in einer feindlichen Umwelt zu leben, die ihm seine Bedürfnisse versagt hat.

Noch sieht sich der kleine Mensch als Mittelpunkt der Welt, deshalb kann er aus dieser Erfahrung heraus für sich nur einen Schluss ziehen: Es liegt an mir, dass sich die Umwelt mir gegenüber feindlich verhält. Also prägt sich ihm ein: „Ich bin nicht liebenswert". Diese Erfahrung setzt sich fest und begleitet ihn hinfort durch sein Leben. Damit hat der junge Mensch bereits zu diesem frühen Zeitpunkt das Vertrauen in eine freundliche Umwelt und in sich selbst verloren.

Kindheit

In der Kindheit steht das Verinnerlichen von Regeln an, das heißt, der junge Mensch lernt, Regeln außerhalb seiner eigenen Bedürfnisse zu akzeptieren. Gelingt ihm dies, übt er durch das

Einhalten von Regeln gleichzeitig Selbstkontrolle. Interessant dabei ist, dass sich der gesunde ältere Mensch dabei trotzdem als an eine wunderbar unbeschwerte Zeit erinnert. Nicht so der altersverwirrte Mensch. Er erinnert sich an diese Zeit kaum, da er in seinen Denkmustern eher im frühen Erwachsenenalter lebt, also in der Zeit, als er zwischen 20 und 40 Jahre alt war.

Die Kindheit verläuft in den meisten Fällen nicht so unbeschwert, wie es die späteren Erinnerungen vermuten lassen. Es gilt, viel zu lernen, was ein hohes Maß an Lernbereitschaft und Einsicht erfordert. Allmählich werden dem Kind das Einhalten von Regeln des Zusammenlebens abverlangt, und diese Regeln sind verbindlich. An die muss es sich halten, ob sie ihm einsichtig sind oder nicht. Dies beschneidet das Kind jedoch in der Befriedigung seiner eigenen Bedürfnisse, die aus seiner Sicht Vorrang haben. Jede Mutter kennt ihr um Selbstbestimmung und Durchsetzung des eigenen Willens schreiendes, ja tobendes Kleinkind. In solchen kampfähnlichen Szenen offenbart sich, was der kleine Mensch lernen muss: Sich an Regeln zu halten und durch die Aufgabe der eigenen Bedürfnisse Selbstkontrolle zu üben.

Den meisten Kleinkindern gelingt dies mehr oder weniger. Gelernt hat das Kind – und das erfüllt es durchaus mit Stolz –, dass es durch die Beherrschung seiner selbst gleichzeitig auch Autonomie erlangt hat. Gelingt es dem Kind allerdings nicht, folgen Scham wegen des angeblichen Versagens und tiefe Schuldgefühle der nicht erfüllten Anforderungen wegen.

Was der Mensch dann verloren hat, ist im weitesten Sinn eine Art Unschuld. Nicht mehr der kleine Mensch bestimmt das Universum, sondern die Umwelt bestimmt ihn. Das nährt Zweifel, Zweifel an sich selbst. Und diese Zweifel haben zur Folge, dass sich der Mensch wie zuvor im Säuglingsalter als nicht liebenswert, nicht liebenswürdig ansieht.

Jugendalter, Pubertät

In der Pubertät ist die wichtigste Aufgabe, seine eigene Identität zu finden, d.h. zu erkennen, wer man ist. Mit der Erkenntnis „wer bin ich“ lernt der heranwachsende Mensch, sich als eigenständige Person wahrzunehmen. Mit dieser Entwicklung geht auch die Abnabelung von den Eltern einher.

Mit dem Begriff Pubertät wird Ihr alt gewordener Angehöriger oder Patient aber vermutlich recht wenig anfangen können, da zu seiner Zeit weder über den Begriff noch über diese Entwicklungsstufe diskutiert wurde. Den heute alten Menschen waren zu jener Zeit bestimmte Rollen vorgegeben, sowohl in geschlechtsspezifischer und familiärer als auch in beruflicher Hinsicht. Das gestaltete das Heranwachsen leichter, zumindest für diejenigen, die gelernt hatten, sich anzupassen. Verloren hatten allerdings diejenigen, die eigene Ziele, Ideale und Visionen hatten und diese den tradierten Rollen opfern mussten.

Frühes Erwachsenenalter

Das frühe Erwachsenenalter ist geprägt von dem Wunsch nach Partnerschaft und Intimität, welche aus Sicht heute alter Menschen logischerweise in der Familiengründung gipfeln.

Eine in der Pubertät gewonnene und sich in diesem Alter manifestierende persönliche und soziale Identität hilft dem jungen Erwachsenen, sich selbst, aber auch sein Gegenüber als Mensch mit eigenen Gefühlen wahrzunehmen und zu respektieren. Somit kommt er dem Ziel dieser Entwicklungsstufe sehr nahe, nämlich die Verantwortung für seine eigenen Gefühle übernehmen zu können und auch für andere (mit)verantwortlich zu sein. Damit hat er auch gelernt, was Intimität neben trauter Zweisamkeit oder Sexualität noch bedeutet: Verantwortung für sich und andere zu übernehmen. Und mit der Anerkennung der Verantwortung insbesondere für sich selbst, akzeptiert er, dass er allein für Erfolge und Misserfolge in seinem Leben verantwortlich ist.

Das ist eine schwere Aufgabe, die das junge Erwachsenenalter an das Individuum stellt. Sie wird um so zufriedenstellender gelöst werden, je positiver und kompletter die vorherigen Lebensphasen bewältigt und abgeschlossen worden sind. Gelingt es dem jungen Erwachsenen hingegen nicht, die Verantwortung für sich und sein Leben zu übernehmen, hat er vor allem eines verloren: seine gefühlsmäßige und tatsächliche Unabhängigkeit.

Lebensmitte

Ab der Lebensmitte sind einige der bisher innegehabten Rollen überholt, dafür kommen andere hinzu. Die Lernaufgaben des Menschen bestehen dann in der Entwicklung neuer Aktivitäten und Lebensinhalte bzw. in der Annahme neuer Rollen.

Als Angehöriger eines altersverwirrten Menschen haben Sie Ihren alt gewordenen Verwandten vielleicht durch diese Phase begleitet, wahrscheinlich können Sie seine diesbezügliche Entwicklung aber zumindest erinnernd rekonstruieren. Was tat Ihre Mutter, als die Kinder alle selbständig und aus dem Haus waren? Wie hat Ihr Vater reagiert, als er in den Ruhestand entlassen wurde? Und was machten beide mit ihrer gemeinsamen freien Zeit? Lebten sie auf oder fühlten sie sich unnütz? Holten sie Versäumtes nach? Wie sahen Lebensrhythmus und -inhalte von da an bis heute aus?

Wenn es Ihrem Angehörigen gelungen ist, in dieser Zeit neue Aktivitäten zu entfalten und damit einhergehend neue Rollen zu finden, hat er die Lernaufgabe dieses Lebensabschnittes erfolgreich bewältigt und kann getrost der nächsten und letzten Lebensphase entgegensehen. Ist es ihm aber nicht gelungen, sich flexibel auf die neue Situation einzustellen, und verharrt er in überholten Mustern oder in Stagnation, hat der Mensch die Chance auf Weiterentwicklung und Anpassung verloren. Gerade diese werden aber in der letzten Lebensphase, dem Alter, dringend benötigt, um nicht verrückt zu werden und in Einklang mit sich selbst sein Leben beenden zu können.

Alter

Die Lernaufgabe im Alter besteht darin, zu einer gewissen inneren Stärke, Ruhe und Unverletzlichkeit zu finden in dem Sinne, dass der alte Mensch seinen Lebenszyklus so akzeptieren kann, wie er sich ihm in der Rückschau auf sein Leben darstellt. Hat er diese Ich-Integrität gefunden, kann er ruhig und gelassen sein Leben beschließen und seinem Ende in Würde entgegensehen.

Ich-Integrität bedeutet also nichts anderes als: Ich bin mit mir im Reinen. Mein Leben war gut so, wie es war. Und so, wie ich mich darin bewegt und verhalten habe, war es ebenfalls gut. Ich bin aufrichtigen Herzens ganz und gar mit mir einig. Wer möchte das nicht von sich sagen können? Und doch hat jeder, so er ehrlich ist mit sich selbst, seine persönlichen „Leichen im Keller" liegen. Bei jedem Menschen gibt es unbefriedigende Lebensabschnitte, und sie sind umso unbefriedigender, je weniger die in diesen Lebensphasen anfallenden Lernaufgaben erfolgreich abgeschlossen worden sind. Fehlt zum Beispiel das Vertrauen in die eigene Person, wie soll dann eigenverantwortliches Handeln möglich sein? Oder fehlt eine sichere Identität, wie sollten Verletzungen dann verkraftet werden?

Dennoch! In jedem Leben gibt es falsche Entscheidungen, schwerwiegende Fehler und Situationen, in denen man sich besser anders verhalten hätte oder die von Verletzungen geprägt waren. Kein Leben verläuft ohne Misserfolge und Fehltritte, ohne Irrtümer, Dramen und Tragödien. Gelingt es dem alt gewordenen Menschen bei der rückblickenden Betrachtung seines Lebens dennoch ohne jede Beschönigung und ehrlich vor sich selbst zu sagen: „Damals konnte ich nur so handeln, wie ich es tat, es gab keine andere Möglichkeit als so zu agieren, so zu entscheiden, ich war einfach noch nicht so weit", dann wird er Frieden mit sich schließen können und innere Ruhe erlangen. Hat er gelernt, Fehlentscheidungen und Misserfolge in seinem Leben verzeihend anzuerkennen und die Trauer über all das, was er während der einzelnen Lebensphasen verpasst oder verloren hat, zu überwinden, und hat er mit den besagten „Leichen im

Keller“ aufrichtigen Frieden schließen können, hat er das höchste Ziel des letzten Lebensabschnittes erreicht. Er kann sagen: „Ich bin mit mir im Reinen, ich bin einig mit mir selbst.“

Wer diese Ich-Integrität hingegen nicht erreicht hat, wer nicht sagen kann: „Mein Leben war gut so wie es war“, wer dadurch nicht in sich selbst ruht, der läuft Gefahr, auch den letzten Verlust durchleiden zu müssen: Er beginnt, sich selbst zu verlieren.

Kapitel 3

Verloren ...

Bisher war von Verlusten „der leisen Art“ die Rede, die Sie als pflegende Angehörige oder professionell Pflegende eines altersverwirrten Menschen weder wiederherstellen noch als Ganzes nachvollziehen können, da sie sich in dessen innerer Biographie ereigneten.

Anders verhält es sich mit offenkundigen Verlusten, und damit ist nicht nur der Tod gemeint, wenn auch alte Menschen im Laufe ihres Lebens viele Angehörige, Freunde und Nachbarn haben sterben sehen. Alte Menschen haben ihre Arbeit und Gesundheit, manche auch ihre Heimat und ein oder zwei Kriege verloren, den Glauben an große Ziele, an kleine Ideen und die Verwirklichung persönlicher Träume; haben ihre Talente begraben und ihre Individualität opfern müssen; haben die Achtung vor anderen und sich selbst verloren, Lebenslügen vertuscht und Anpassung geheuchelt; haben sich leise empört und niemals gewehrt; haben ihr Vertrauen in die Welt verloren und den Glauben an das Gute ... Und jeder Verlust tat weh, schmerzte auf seine eigene Weise, begleitete den, der ihn erlitten und nicht verarbeitet hat, durch sein ganzes Leben.

Viele als Lebenserinnerung erzählten Verluste Ihres Angehörigen oder Patienten kennen Sie vielleicht. Andere, in der Regel die „der leisen Art“, sind Ihnen nur am Rande oder gar nicht bekannt. Mit allen Verlusten und den damit verbundenen Gefühlen hat der alte Mensch im Laufe seines Lebens fertig werden müssen, oft allein. Und irgendwie hat er es auch jedes Mal geschafft, hat für sich einen Weg gefunden.

Jeder Mensch, egal ob jung oder alt, erleidet im Laufe seines Lebens Verluste und muss damit fertig werden. Sie begleiten ihn durch das Leben, sind das, was alle Menschen gemeinsam haben. Der Unterschied besteht darin, wie der Einzelne mit seinen Gefühlen, die den Verlust begleiten, umgeht, wie er nach dem Verlust sein Leben gestaltet und sich den veränderten Bedingungen anpasst.

Zeit, das behauptet schon ein altes Sprichwort, heilt alle Wunden, doch auf Zeit als Trostpflaster zu bauen, das allein reicht selten aus. Dennoch stellt der Zeitfaktor eine große Hilfe dar, insbesondere dann, wenn er mit Hoffnung gekoppelt ist. Hoffnung darauf, dass man den Schmerz überwinden wird und zum alltäglichen Leben zurückkehren kann. Hoffnung auf ein Weiterleben in einer anderen, dann hoffentlich besseren Zeit. Und bis dahin helfen Phantasie und die Rückbesinnung auf ähnliche Situationen, die bei aller Trauer und Verzweiflung doch überstanden wurden.

Diese Strategie verheißt Erinnern und Vergessen zugleich, denn indem man sich der Vergangenheit zuwendet, blendet man die Gegenwart, die schmerzlich ist und perspektivlos, vorübergehend aus. Doch ob diese Strategie oder die Strategie des Verdrängens gewählt wird, in der man sich zwar der Gegenwart stellt, seine Gefühle aber verneint, alles hilft nur oberflächlich und nur für kurze Zeit. Irgendwann holen die Gefühle einen ein. Sie warten nur darauf, zugelassen werden zu dürfen.

Diese Gefühle bleiben, sie gehören zum Mensch-Sein, zeichnen ihn aus, machen ihn zu dem, der er ist. Und sollte ein Mensch irgendwann von seinem Verstand verlassen werden, werden diese Gefühle bleiben. Sie lassen ihn leben und er lebt sie.

Kapitel 4

Was bleibt …

Wie sieht nun die Situation eines alten Menschen aus, der der schnelllebigen Zeit mit ihren mitunter durchaus verwirrenden Begleitumständen immer weniger folgen kann? Wie deutet ein altersverwirrter Mensch seine Umwelt, wenn er – von seinen Sinnesfunktionen im Stich gelassen – den eigenen Wahrnehmungen nicht mehr trauen kann? Was treibt ihn so um, dass pflegende Angehörige und professionell Pflegende ihm nicht mehr folgen können und ratlos oder verzweifelt die Schultern heben? Und was hat der alte Mensch in seiner letzten Lebenszeit wirklich verloren, außer dass er immer vergesslicher wird?

Viele alte und einige nicht so alte Menschen verlieren in unterschiedlicher Ausprägung die Fähigkeit, sich an bestimmte Dinge zu erinnern. Verantwortlich dafür ist eine gewisse genetische Disposition, aber auch der Aktivierungsgrad der Betroffenen selbst. Dann wird Gelerntes vergessen, Erlebtes nicht erinnert, Gewesenes negiert und das verstandesmäßig Erfasste auf die Gefühlsebene zurückgedrängt. Was tragisch anmutet, erweist sich bei genauerem Hinschauen jedoch fast als überlebensnotwendig. Denn jetzt, mit all diesen (und anderen) Einschränkungen, die dem Betroffenen die Möglichkeit nehmen, sich durch die Realität kämpfen zu können, braucht er diese gar nicht mehr. Ihm wird die volle Wirklichkeit erspart, und das ist auch gut so. Denn in seinem hohen und oft auch beeinträchtigenden Alter nehmen die Verluste in seinem Leben in der Regel zu und würden sich für ihn andernfalls als zu gewaltig, zu übermächtig gestalten.

Nichts ist, wie es vorher war – so erlebt ein alter Mensch seine Um- und Mitwelt. Sogar er selbst ist ein anderer als der, der er ehedem war. Hat er nicht erst kürzlich seine soziale Rolle als Ehemann und Familienvater, Ernährer und Arbeitnehmer verloren? Hat er nicht eine Unzahl von geliebten und weniger geliebten Menschen verloren, sei es, dass sie starben oder die Beziehungen abbrachen? Hat er nicht seine vertraute Umgebung verloren, all das, was ihm lieb und teuer war? Seine Unabhängigkeit, seine Selbständigkeit? Seine Möglichkeit, sinnvoll die Zeit zu strukturieren und sich zielgerichtet zu beschäftigen? Hat er durch seine jetzige körperliche Behinderung oder geistige Einschränkung nicht seine Selbstbestimmtheit verloren? Hat er nicht, summa summarum, seine eigene Ganzheit, seine Identität verloren?

Eine solche Vielzahl von oft gleichzeitig auftretenden Verlusten macht es schwer, ausgeglichen zu bleiben, insbesondere dann, wenn der Betroffene sich als Bewältigungsstrategie zeitlebens an das Prinzip „Hoffnung auf bessere Zeiten" gehalten hat. Dieser Mechanismus, der jahrzehntelang zuverlässig funktionierte, muss ja mit zunehmendem Alter an Wirksamkeit verlieren, da das hohe Alter für die Zukunft kaum Trost bereit hält. Von der Zukunft kann der alte Mensch nicht mehr viel erhoffen, im Gegenteil, es drohen immer neue Verluste. Ist die Gegenwart schon schmerzhaft genug, so stellt die Zukunft eine einzige Bedrohung dar.

Die so nachvollziehbare Folge ist, dass der Betroffene sich zurückzieht in die Vergangenheit, in eine Vergangenheit, in der er glücklich oder zumindest nützlich war. Aber dort, in seiner Vergangenheit, befinden sich auch Menschen und Situationen, mit denen er noch nicht abgeschlossen hat, die er verdrängt, verneint oder zur Seite geschoben hat. Diese drängen sich nun unter Umständen in seine Gegenwart und leben wieder auf, stärker als je zuvor. Denn das Verdrängte ist nicht für immer weggeschlossen, es kommt hervor und vermischt sich mit der Gegenwart.

Die Vergangenheit gleitet über in die Gegenwart, sie wird zum Hier und Jetzt. Ebenso die Gefühle, die diese für den alten Menschen jetzt aktuelle Wirklichkeit begleiten. Er kann nicht mehr unterscheiden, was ist real und was vergangen?

- Der kürzlich verlorene Ehepartner wird verwechselt oder gleichgesetzt mit dem Verlust eines Elternteils.
- Das Gegenüber wird verwechselt oder gleichgesetzt mit einer Person, die der alte Mensch verloren hat oder an der er eine Schuld abzutragen hat.
- Die augenblickliche Situation wird vermischt, verwechselt oder gleichgesetzt mit einer Szene, die seit Jahrzehnten schon bedrückt.

Doch die Vergangenheit war ja nicht ausschließlich Schmerz, es gab auch Glück, Zufriedenheit, Nützlichkeit, Ansehen und Erfüllung – Zustände, die umso herbeisehnenswerter scheinen, je weniger sie sich in der Realität wiederfinden. Vergangenheit und Gegenwart vermischen sich erneut, und es bedarf nur eines zusätzlich verwirrenden Ereignisses, und der alte Mensch lebt weiter in der Vergangenheit oder verbleibt zumindest zeitweise in ihr.

Wird der Betroffene in dieser Situation korrigiert und hört, dass sein Ehepartner tot, die Kinder erwachsen, die Eltern verstorben und die Werkstatt verkauft sind, erscheint ihm diese Gegenwart so unerträglich schmerzhaft, dass er auf die altbewährte Strategie der Verneinung zurückgreift. Was nicht sein darf, das kann auch nicht sein, das soll nicht sein und das ist auch nicht so! Und dennoch behaupten andere das Gegenteil! Was soll er tun, wie sich retten aus dieser Welt, diesem Wirrwarr von Verneinung, Korrektur und erneuter Verneinung? Rettung gibt es nicht, es gibt nur Verzweiflung, die sich immer mehr zuspitzt, bis er sich selbst in der irrealen Welt verloren hat.

Sich selbst wirklich verloren hat derjenige, der seine Vergangenheit verloren hat. Wer sich seiner Vergangenheit nicht sicher ist, dem ist auch seine Biografie abhanden gekommen. Wer seine Vergangenheit vergessen hat, hat all das verloren, was ihn zu dem gemacht hat, der er heute ist, was ihn als einzigartige Persönlichkeit, als Individuum ausmacht. Er weiß nicht mehr, wer er war und wie er war; welche Erlebnisse ihn geprägt und welche Ereignisse ihn verändert haben; welche Werte für ihn maßgeblich waren und welche Haltung er innehatte. Seine geistigen Ressourcen, auf die er zurückgreifen könnte, sind erschöpft, seine inneren Kraftquellen versiegt, sein Wissen um sich selbst dahin. Er ist sich selbst fremd, hat keinerlei Tuchfühlung zu sich und keinen Bezug mehr zu sich. Er hat keine Ich-Identität mehr.

Dieser Verlust der Biografie und damit der Ich-Identität (= wer bin ich?) ist es, der neben der Angst, selbst einmal betroffen zu sein, bei der bloßen Erwähnung des Wortes „altersverwirrt" selbst Unbeteiligte schaudern lässt und Außenstehende fassungslos, professionell Pflegende teilnahmsvoll und Angehörige ratlos macht oder verzweifeln lässt. Schließlich erschöpft sich dieses Phänomen ja nicht nur darin, dass der altersverwirrte Mensch jeglichen Kontakt zu sich selbst verloren hat, er hat ja auch keinen inneren Bezug zu ihn begleitenden Personen mehr! So sehr diese sich auch bemühen – nie werden sie an seiner Sicht der Welt teilhaben können, nie werden sie dort sein, wo sich der Betroffene augenblicklich gefühlsmäßig befindet, niemals. Trotzdem können sie gut miteinander kommunizieren, wenn es den Pflegenden gelingt, an den Gefühlen des Betroffenen anzuknüpfen und ihn in seiner Wirklichkeit zu belassen, indem sie z.B. nicht mehr auf Fakten bestehen oder darauf, dass er sich an der Wirklichkeit orientieren muss.

Die Realität des altersverwirrten Menschen spielt sich in einer anderen Wirklichkeit ab, sie findet in seinem Gefühlsleben statt. Diese Realität, diese Weltsicht und vor allem die sie begleitenden Gefühle sind für den Betroffenen so absolut wahr, dass sie auch absolut nicht korrigierbar sind. Seine Gefühle sind vorhanden, in ihm „drinnen", und sie sind in jedem Augenblick echt, welche Vergangenheit auch immer damit verbunden ist.

Er lebt, da der Sinn für logische Zusammenhänge ihn zumindest teilweise im Stich gelassen hat, in seiner Gefühlswelt. Gelingt es nun den begleitenden Personen, ihren Angehörigen oder Patienten dort abzuholen, wo er augenblicklich *gefühlsmäßig* steht, und gelingt es ihnen, seine Gefühle anzunehmen, sie ernst zu nehmen und zu teilen, dann werden sie ihn wahrhaftig begleiten können. Sie werden ihn da erreichen und begleiten können, wo er am dringendsten Teilhabe braucht: in seiner Innenwelt. Die Innenwelt bleibt. Sie zeigt sich pflegenden Angehörigen und professionell Pflegenden durch das Äußern von Gefühlen – und diese bleiben.

Grund genug, Mut zu fassen!

Kapitel 5

Das rechte Wort zur rechten Zeit

Jeder Mensch lebt seine Gefühle, wenn auch nicht ein jeder sein Herz direkt auf der Zunge trägt und sein Gefühlsleben permanent zur Schau stellt. Wären nicht sämtliche Kollegen, Bekannte oder Passanten äußerst irritiert, wenn Sie plötzlich und (scheinbar) ohne ersichtlichen Grund laut und anhaltend herauslachten? Woher sollen die denn auch wissen, dass Sie frisch verliebt sind und gestern einen höchst amüsanten Abend hatten? Und wenn Sie Ihrer Freundin von Ihrer neuen Liebe erzählen, dann wird sie vielleicht völlig entsetzt sein, weil Sie im Begriff sind, auf den ihrer Meinung stadtbekanntesten Angeber hereinzufallen. Sie wird Sie überhaupt nicht verstehen, wird zwar höflich „aha" sagen, aber an Ihrem Gefühl, an Ihrem Glück, Ihrer Freude teilhaben wird sie vermutlich nicht. Und dann stehen Sie da, konsterniert wegen der ungebetenen Aufklärung über Ihre neue Liebe, enttäuscht von Ihrer Freundin, die sich so ganz anders verhält, als Sie es sich vorgestellt haben, Sie so gar nicht versteht, und niemand da ist, der an Ihren Gefühlen, an Ihnen als Person und – wie Sie glauben – an Ihnen selbst Anteil nimmt.

Möglich, dass Ihre Freundin tatsächlich nichts von Ihrem neuen Bekannten hält, möglich auch, dass er wirklich ein Angeber ist, dennoch: Ihre derzeitigen Gefühle für ihn sind da, in Ihnen drin. Für Sie sind die Gefühle wahr, sind echt und existent. Und nur das zählt für Sie in diesem Augenblick.

Ebenso verhält es sich mit dem altersverwirrten Menschen, wenn er mit seligem Lächeln und Glanz in den Augen behauptet, morgen sei mit Sicherheit und ganz bestimmt Weihnachten. Natürlich ist man als erstes versucht, ihm darzulegen, dass morgen der 17. August ist und schon allein der sommerlichen Temperaturen wegen am nächsten Tag nicht Weihnachten sein kann. Möglicherweise will man ihn nicht aufregen und sagt „ja, ja". Vielleicht will man ihm auch eine Enttäuschung ersparen und verspricht in der fragwürdigen Erwartung, dass er es eh vergisst, später den Weihnachtsbaumschmuck aus dem Keller zu holen.

Oder aber Sie lassen sich ganz auf den altersverwirrten Menschen ein, bemerken den verzückten Gesichtsausdruck, den hoffnungsvollen Unterton in seiner Stimme und die entrückten Augen, die Sehnsucht, Freude und Erinnerung zugleich ausdrücken. Ein Gefühl jedenfalls, das sehr tief sitzt und augenscheinlich sehr eng an Weihnachten gekoppelt ist. An die Form des Weihnachtsfestes, wie er es jahrzehntelang erlebt hat inmitten seiner Lieben. Alle sind guter Dinge und festlicher Stimmung, es duftet nach Zimt und später nach Gänsebraten, die Kinder haben erwartungsvolle Augen und rote Wangen, und es herrschen Freude, Besinnlichkeit und Harmonie.

Für Sie persönlich heißt Weihnachten vielleicht zuallererst Stress: Kochen, Backen, Einkaufen, Geschenke aussuchen, Baum schmücken, Hausputz – und die gesamte Verwandtschaft kommt auch noch ... Doch das zählt jetzt nicht, Ihre persönliche Interpretation des Weihnachtsfestes ist in diesem Augenblick nicht gefragt. Denn für Ihren Angehöriger bedeutet Weihnachten etwas anderes. Damals, zu seiner Zeit, da war er das Familienoberhaupt, er war wichtig, geachtet und respektiert. Er erlebte sich als Mittelpunkt umgeben von seiner Familie, von geliebten Menschen, die harmonisch diesen besonderen Tag begingen. Entsprechend bedeutet sein Wunsch, im August Weihnachten zu feiern, nichts anderes als: Ich habe Heimweh nach meiner Familie, Sehnsucht nach Geborgenheit, und wenn nicht heute, dann bitte, bitte morgen. Morgen ist Weihnachten, nicht wahr, und wenn Weihnachten nicht sein kann, dann lass uns wenigstens gemeinsam davon sprechen, reden, erzählen, lass es für uns auferstehen mit all seinen Erinnerungen und Gefühlen, die mich und dieses Fest begleiten. Und wenn ich alter Mensch merke, Du fühlst mit mir, Du verstehst mich, Du hast Anteil, Du bist ganz nah bei mir, dann finde ich Frieden, dann werde ich einig mit Dir und mir selbst, und dann kann ich mich auch gelassen und in Frieden dem weiteren Tag stellen.

Die Äußerung „morgen ist Weihnachten" ist also keine so furchtbar verwirrte Aussage wie ursprünglich angenommen. Sie schien verwirrt, weil wir den Hintergrund dieses Satzes nicht kannten. Jetzt wissen wir, dass ein sehr starkes Gefühl diese Äußerung begleitet, mehr sogar, dass es dem alten Menschen ganz und gar innewohnt. Er hat Sehnsucht nach all dem, was sich früher an Weihnachten atmosphärisch und tatsächlich in seiner unmittelbaren Umgebung abspielte.

Wenn Sie als pflegende Angehörige oder professionell Pflegende den alten Menschen optimal begleiten möchten, wird er sich am wohlsten und verstanden fühlen, wenn Sie folgende Regeln beachten:
- Versuchen Sie, das Gefühl zu ergründen, das hinter der scheinbar verwirrten Äußerung liegt.
- Versuchen Sie, das Gefühl, die vermutete Stimmung, die sich Ihnen mitteilt, anzusprechen und zu spiegeln.
- Gehen Sie auf das Gefühl ein, welches die Äußerungen begleitet, und weichen Sie nicht auf Tatsachen aus.
- Stellen Sie Fragen: Wer, was, wo, wann – aber nicht warum.

Versuchen Sie, das Gefühl zu ergründen, das hinter der scheinbar verwirrten Äußerung liegt

Bestes Beispiel dafür ist das Heimweh nach der fehlenden Familie, vielleicht auch nach der ehedem innegehabten Rolle, alles in allem die Sehnsucht nach Vertrautheit, die in der oben näher besprochenen Aussage des altersverwirrten Menschen steckt: „Morgen ist Weihnachten".

Versuchen Sie, das Gefühl, die vermutete Stimmung, die sich Ihnen mitteilt, anzusprechen und zu spiegeln

Auf die Aussage „Morgen ist Weihnachten" ist eine bewusst offen gehaltene Erwiderung im Sinne von „Weihnachten ist ein schönes Fest" am besten. Diese lassen dem altersverwirrten Menschen vielfältige Möglichkeiten, darauf zu reagieren. Denn anfangs wissen Sie ja noch gar nicht, was den altersverwirrten Menschen zu dieser Aussage veranlasst hat. Er kann an Weihnachten ja auch stets unter Einsamkeit, Stress oder Überforderung gelitten haben, so dass die Interpretation nach Heimweh und Sehnsucht nach der Familie völlig falsch wäre. Entsprechend ist eine neutrale Antwort besser. Auf die Aussage „an Weihnachten ist immer etwas los" kann er zum Beispiel antworten, dass tatsächlich immer etwas los gewesen sei, immer hätte es viel Arbeit und Ärger gegeben. Er kann aber auch im positiven Sinn darauf reagieren: Die Kinder seien gekommen und die Enkelkinder. Acht seien es zum Schluss gewesen …

Gehen Sie auf das Gefühl ein, das die Äußerungen begleitet, und weichen Sie nicht auf Tatsachen aus

Spricht der altersverwirrte Mensch von Weihnachten und ist von seinen Gefühlen überwältigt, zählen in diesem Augenblick ausschließlich seine Gefühle und Empfindungen. Es ist dann völlig unerheblich, ob er sechs Enkel hat oder vielleicht zwölf, ob er selbst, seine Frau oder das Dienstmädchen die ganze Arbeit erledigt hat usw. Dann kann eine kleine, aber ehrlich gemeinte Bemerkung wie „so ein schönes, friedliches Beisammensein" schon ausreichen, damit der alte Mensch sich verstanden fühlt, angenommen weiß und merkt, Sie nehmen Anteil an ihm, an seiner Person.

Stellen Sie Fragen: Wer, was, wo, wann – aber nicht warum

Warum-Fragen sind nur dann leicht zu beantworten, wenn es konkrete Dinge zu beantworten gibt. Die Frage „Warum verwandelt sich Regen zu Schnee?“ kann auch ohne wissenschaftliche Erklärung schnell und vorerst ausreichend richtig beantwortet werden. Auf die Frage „Warum liebst Du Dein Kind?“ gibt es aber keine richtige Antwort, es gibt keine allgemein gültige Lösung, denn die Liebe zu seinem Kind betrifft einen ganz allein, es ist das höchst eigene Gefühl, das tief verwurzelt ist und nicht erklärt oder begründet werden kann.

In der oben genannten Aussage „morgen ist Weihnachten“ spricht der altersverwirrte Mensch verschlüsselt auf der Gefühlsebene mit uns. Sein augenblickliches Gefühl dringt nach außen. Und dieses Gefühl ist für ihn zum jetzigen Zeitpunkt ebenso wenig analysierbar wie alles, was „aus dem Bauch heraus“ geäußert wird. Deswegen kann der alte Mensch in diesem Augenblick eine mit „warum“ eingeleitete Frage („Warum glaubst Du, morgen sei Weihnachten?“) nicht beantworten, sie überfordert ihn, macht ihn ratlos, hilflos, denn er lebt das Gefühl und das Gefühl wiederum lebt ihn, und zwar völlig unerklärbar.

Einfache W-Fragen (wer, was, wo, wann) hingegen werden Ihnen helfen, das Gespräch in Gang zu halten und mit dem alten Menschen konkrete Ereignisse zu rekonstruieren. Die Fragen können zum Beispiel so aussehen: „Wo habt Ihr gefeiert?“, „Wer war alles dabei?“. Hier kann er – soweit (noch) verfügbar – gezielt Intellekt und Erinnerung einsetzen oder den Ereignissen bestimmte Gefühle zuordnen.

Sollten Sie damit ganz andere Gefühle geweckt haben als Sie im Vorhinein ahnen konnten, Verzweiflung vielleicht, Tränen, Hoffnungslosigkeit – „Warum musste mein Junge im Krieg bleiben?“ – oder ähnliches, dann lassen Sie zu, dass Ihr Angehöriger oder Patient jetzt weint, trauert, schimpft oder anklagt. Nehmen Sie ihm dieses Gefühl nicht weg, reden Sie es ihm nicht klein und nicht aus, und vertrösten Sie ihn nicht, denn es ist sein Gefühl und in diesem Augenblick für ihn existent und absolut wahr.

Wenn Sie können, wenn es Ihnen ernst ist und Sie ehrlich mitempfinden, dann trauern Sie mit ihm, schimpfen Sie, haben Sie Verständnis für sein Anklagen und nehmen Sie ihn in den Arm, sofern es Ihrer Art entspricht und der Betroffene es mag. Haben Sie gemeinsam genug getrauert, geschimpft und angeklagt, können Sie zusammen zu neuen Taten schreiten oder zum normalen Tagesablauf übergehen, und sei es nur für kurze Zeit.

Kapitel 6

Schwierige Situationen durch irreale Behauptungen

In den vorherigen Kapiteln war „vom rechten Wort zur rechten Zeit“ die Rede, von dem, was der alte Mensch verloren hat und davon, was ihm geblieben ist, ebenso vom Ernstnehmen, Annehmen und Anteilnehmen sowie vom Begleiten. Wie aber, so fragen Sie sich vielleicht, soll ich es ernst nehmen, wenn mein Angehöriger, mein Patient beharrlich behauptet, seine Brille sei weg, obwohl sie ihm mitten auf der Nase sitzt und ich es ihm vor dem Spiegel beweise? Wie kann ich seine Meinung teilen, das Mittagessen sei vergiftet, wenn ich es selbst gekocht habe? Wie soll ich das rechte Wort finden, wenn ich immer nur beschuldigt werde, ich wolle nur sein Geld? Und wie kann ich ihn ernsthaft begleiten, wenn er Tag für Tag behauptet, sein vor Jahren gestorbener Hund läge unter seinem Bett?

Irreale Behauptungen gehören zu den schwierigsten Situationen bei der Begleitung altersverwirrter Menschen, insbesondere dann, wenn sie direkt auf die Personen zielen, die sich mit ihnen die allergrößte Mühe geben. Das verletzt. Sie kochen mit Liebe ein schönes Mittagessen und müssen sich anhören, es sei vergiftet. Dann zeigen Sie jede einzelne Kartoffel her, kosten vor, bitten, schimpfen und sind beleidigt, nichts wird Ihren Angehörigen vom Gegenteil überzeugen, er wird auf keinen Fall von dem vergifteten Essen einen einzigen Happen zu sich nehmen. Und jeden Tag das Gleiche.

Folgen wir der bisher vertretenen Annahme, dass der altersverwirrte Mensch in erster Linie an seinen Verlusten zu arbeiten hat und dabei als Ausdrucksmittel sein Gefühl einsetzt, müssen wir jede einzelne verwirrt erscheinende Aussage und Handlung vor dieser Annahme beleuchten.

„Das Essen ist vergiftet"

Was kann eine Person verloren haben, die ganz konkret äußert, das Essen sei vergiftet?

- Das Bestimmungsrecht, was sie heute essen möchte.
- Die Möglichkeit, Einkäufe zu tätigen.
- Die Übersicht über die eingekaufte Ware.
- Die Kontrolle über die Zubereitungsart des Essens.
- Die Bestimmung der Uhrzeit, wann die Mahlzeit eingenommen wird.
- Ihre Geschmacksnerven, ihren Appetit.
- Ihren Ehepartner, der jahrzehntelang eingekauft und gekocht hat – vielleicht hat man es auch gemeinsam getan – und mit dem man zusammen gegessen hat.
- Ihre Rolle als Nahrungszubereiterin/als Versorger der Familie.
- Ihre Kompetenz als Koch/Köchin.

Mit dem Verlust der Kompetenzen und Verantwortlichkeiten, mit denen sich die betroffene Person u.U. seit Jahrzehnten identifiziert hat, hat sie alles verloren, was sie ihrem eigenen Empfinden nach als Person ausgemacht hat. Ihre Persönlichkeit war festgelegt und abgerundet, alles hatte seine Ordnung. Und jetzt? „Wenn auch allmählich die Erinnerungen nachließen und die Fähigkeiten, Feuer im Ofen zu machen, ein Radio zu bedienen und ein Kleid zu säumen, kochen, das habe ich immer gekonnt! Immer war das Essen fertig, immer war es nahrhaft und schmeckte, und all die Jahre habe ich für mich selbst gesorgt. – Dahin! – Das, was mir bleibt, ist Abhängigkeit. Keine eigenständigen Entscheidungen mehr, kein selbständiges Tun. Abschied von dem, was ich am besten konnte, von der Zeit als Köchin, da ich nützlich war. Vorbei die Zeit, da ich unabhängig war und selbst bestimmen konnte. Vorbei! Andere entscheiden nun für mich, handeln für mich. – Und wo bleibe ich?“

Wo nun bleibt Ihr Angehöriger, Ihr Patient, wenn ihm alle wichtigen Kompetenzen, die ihn als Person ausgezeichnet haben, abhanden gekommen sind? Oder wenn ihm diese von wohlmeinenden Angehörigen oder professionell Pflegenden abgenommen werden? Was ist er noch wert, wenn er seine Kompetenzen verloren hat und eigenen Bedürfnissen nur noch bedingt folgen kann oder darf? Was fühlt er in den Momenten, in denen er das Gespür für sich verliert einschließlich des Selbstwertgefühls?

Man stelle sich vor: Ohne Gefühl für sich selbst und ohne eigene Bedürfnisse! Und nicht mehr zu wissen, wie wertvoll man ist. Und zu überhaupt nichts mehr nütze zu sein. Welch schreckliche Vorstellung.

Nehmen Sie Anteil an der Traurigkeit und Verzweiflung des alten Menschen, so dass er es auch spürt, und schlagen Sie ihm Lösungen vor, an der Sie beide beteiligt sind.

„Beweise“ in Form des Vorkostens nützen weder dem alten Menschen noch Ihnen, diese leidvolle Erfahrung haben Sie sicher schon hinter sich. Beweisen Sie Ihrem Angehörigen und Patienten vielmehr, dass er nützlich ist, z.B. durch seine Mitarbeit beim Zubereiten der Mahlzeiten. Eine Hausfrau, die jahrzehntelang Kartoffeln geschält hat, ist Spezialistin in diesem Fach. Ein Mann, der jahrzehntelang Pudding gekocht hat, kann dies oft noch weiterhin. Egal, wie lange etwas dauert, jeder alte Mensch ist es wert! Geben Sie Ihrem Angehörigen, Ihrem Patienten eine sinnvolle Beschäftigung, die etwas mit seinem Leben zu tun hat, seine Kompetenzen bestätigt und deswegen sein Selbstvertrauen stärkt und das Selbstwertgefühl hebt. Und wenn keine Kartoffeln mehr zu schälen sind, kann er etwas anderes tun, Ihnen zum Beispiel das Geheimnis seines Sauerbratens erzählen oder auch einfach nur das Zusammensein in der Küche genießen, das Zusehen, die Düfte, die bekannt sind und Erinnerungen wecken. Eine so gestaltete Gemeinsamkeit, zu der das Installieren zuverlässig wiederkehrender Rituale wie z.B. das

Kartoffelschälen gehören kann, trägt dazu bei, dass die Ängste vor dem vergifteten Essen vermindert werden oder ganz verschwinden.

Was nun kann ein altersverwirrter Mensch darüber hinaus meinen, wenn er sich beharrlich an irrealen Behauptungen festklammert? Welche Gefühle können mit dem Inhalt der Behauptung verbunden sein und welche Verluste wiederum mögen hinter den Gefühlen stehen?

Folgen wir konsequent der Annahme, dass
- nicht oder ungenügend verarbeitete Verluste das Entstehen der Altersverwirrtheit begünstigen,
- Verluste dann nicht verarbeitet wurden, wenn der Betroffene nicht gelernt hat, sich der veränderten Lebenssituation anzupassen, und
- die damit verbundenen Gefühle zum Aufbruch drängen,

dann bedürfen die irrealen Behauptungen einer Art Übersetzung, um den alten Menschen teilnehmend begleiten zu können.

Wie aber übersetzt man ein äußerst aufgeregtes „meine Brille ist weg“, wenn sie ganz eindeutig auf der Nase des Betroffenen sitzt?

„Meine Brille ist weg“

Jeder Brillenträger weiß, dass man ohne Sehhilfe verloren ist, ohne sie keine klare Sicht mehr hat und der Durchblick fehlt. Dadurch wird die eigene Wahrnehmung unzuverlässig: Die Welt verschwimmt, und man steht mittendrin und „blickt es nicht“.

Ein altersverwirrter Mensch weiß sehr wohl, dass er in der Welt steht. Was er aber nicht mehr weiß, ist, wer er genau ist und *wie* er in der Welt steht. Ihm ist der Durchblick abhanden gekommen, die Welt-, Weit- und Innensicht verschwimmt zunehmend. Da kann die Brille auf seiner Nase noch so sauber geputzt und noch so sorgfältig seiner derzeitigen Sehschwäche angepasst sein. Sagt der alte Mensch „meine Brille ist weg“, bedeutet es in der Regel also nichts anderes, als dass er im Moment etwas „nicht blickt“. Eine kleine, aber absolut ehrlich gemeinte Anteil nehmende Bemerkung wie „ohne Brille hat man ja auch keinen Durchblick“ reicht dann oftmals schon aus, um dem alten Menschen aus der akuten Not seiner nun gar nicht mehr so irrealen Behauptung herauszuhelfen.

„Meine Brieftasche, mein Schmuck, mein Lieblingskleid wurden gestohlen“

Mit anderen vermeintlich verloren gegangenen oder gestohlenen Gegenständen verhält es sich in der Regel ähnlich wie mit der Brille, denn all das, was nicht mehr da ist, ist *verloren*. Mit der Brieftasche hat der alte Mensch sein eigenes Geld und damit die Unabhängigkeit, den Handlungsspielraum und den eigenen Wert – auch im Sinne von Wertschätzung – verloren. Fehlen ihm die in der Brieftasche aufbewahrten Papiere, fehlen behördliche Nachweise über die eigene Existenz (= wer bin ich?) und damit das, was man selbst in Kriegs- und Flüchtlingsjahren gerettet hat, weil die Papiere so enorm wichtig waren.

Verlorener Schmuck, gestohlene Kleider, verschwundene Kleinigkeiten, immer fehlt genau das, was im Augenblick am meisten schmerzt: mit dem Schmuck die Schönheit, mit den Kleidern die Jugend und mit den Kleinigkeiten das, was dem alten Menschen persönlich wichtig ist, was ihn an früher erinnert, anderen zeigt, wer er ist und was ihn ausmacht.

Vielleicht beschuldigt Ihr Angehöriger oder Patient Sie, ihn bestohlen zu haben, sein Vertrauen missbraucht und seine (vermeintliche) Großzügigkeit ausgenutzt zu haben. Angesichts solcher Vorwürfe gelassen zu bleiben, fällt schwer, doch der alte Mensch meint gar nicht tatsächlich Sie. Sie allerdings stehen ihm zur Verfügung. Und an wen sonst könnte er sich wenden, sind doch alle ihm nahestehenden Personen aus seinem Umfeld *verloren*.

Versuchen Sie in so einer Situation, sich innerlich weit von den Vorwürfen zu distanzieren. Lenken Sie diese von sich weg hin zu dem augenblicklichen Gefühl, das Ihnen Ihr Angehöriger durch die Vorwürfe mitteilt. Lautet der Vorwurf „Du hast mein Lieblingskleid gestohlen", antworten Sie – und dies muss man lernen, es ist nicht leicht – ungefähr so: „Da muss man sich ja aufregen, wenn ausgerechnet das Lieblingskleid weg ist. Das kann ich gut verstehen, dass Du jetzt ganz verzweifelt bist."

„Mein Hund ist nicht tot, er liegt vor dem Bett"

Für den alten Menschen sind viele Dinge real, auch wenn sie noch so bizarr erscheinen. Ob es die Hühner aus Kindertagen sind, die gefüttert werden müssen, die Mutter wartet, eine ganz bestimmte Tür sorgfältig verschlossen werden muss oder der vor Jahren verstorbene Hund unter dem Bett liegt, alle Äußerungen sind für den altersverwirrten Menschen gefühlsmäßig echt und in diesem Augenblick absolut wahr. Wenn Sie ihn als Mensch achten und ihn so annehmen wollen, wie er ist, dann drängen Sie ihm nicht Ihre Welt und Ihre Realität auf. Seine Realität ist eine andere, seine Sicht der Welt folgt einer anderen Wirklichkeit, nämlich der des Gefühls – seines Gefühls –, das den „irrealen" Behauptungen innewohnt. Versuchen Sie deshalb auch in solchen Fällen, sich in den alten Menschen einzufühlen und herauszufinden, welches Gefühl hinter der jeweiligen Behauptung verborgen sein könnte.

Im Falle der Hühner ist es vielleicht die Sorge, seiner Verantwortung nicht (mehr) nachkommen zu können. Der alte Mensch spürt, dass er eine Pflicht übertragen bekommen hat, z.B. das Füttern der Hühner, die er aber nicht (mehr) so richtig ausführen kann. Er ahnt etwas von einer weiteren verloren gegangenen Kompetenz.

Im Falle der wartenden Mutter kann es z.B. die Sehnsucht nach jemandem sein, der sich um ihn kümmert und dem er soviel wert ist, dass er sich um ihn Sorgen macht, der ihn liebt. Oder es sind das bis dahin verdrängte schlechte Gewissen und die Reue darüber, dass er die Mutter so oft hat warten lassen.

Im Falle der Tür, die sorgfältig verschlossen werden muss, kann Angst dahinterstecken; Angst, dass Einbrecher kommen und ihm das wegnehmen, was gerade jetzt für ihn wichtig und wertvoll ist.

Und der vor Jahren verstorbene Hund, der nach Angabe des alten Menschen friedlich unter dem Bett liegt, könnte die Sehnsucht nach einem treuen Begleiter ausdrücken, dem letzten und wahren Freund, oder aber den Wunsch, noch einmal für jemanden nützlich zu sein und noch einmal Verantwortung zu tragen. Es könnte aber auch heißen, dass sich der alte Mensch mehr Schutz, mehr Geborgenheit wünscht, eine Person, von der er sich angenommen und geliebt fühlt.

Mit der Bereitschaft, sich auf die Gefühlsebene des alten Menschen einzulassen, wird es Ihnen im Laufe der Zeit gelingen, ihn in seinen unrealistischsten Vorstellungen ernst zu nehmen. Was der altersverwirrte Mensch in einer solchen Situation braucht, ist die Gewissheit, dass er in seiner Gefühlswelt ernst genommen wird und er sich angenommen fühlen kann. Und das gilt auch dann, wenn Sie diese Gefühle nicht so ohne weiteres nachvollziehen oder deuten können. Nehmen Sie die Gefühle des alten Menschen an, nehmen Sie seine Äußerungen dazu ernst, und mit etwas Übung und unter Berücksichtigung der im vorherigen Kapitel vorgestellten Regeln wird es Ihnen gelingen, sich auch verbal adäquat auf die Gefühlswelt Ihres altersverwirrten Angehörigen oder Patienten einzulassen. Dann spürt der Betroffene Ihre Anteilnahme. Er merkt, dass er verstanden wird und nicht allein in der Welt steht. Und das ist so viel, dass er, der in dieser Situation wieder Vertrauen zu sich selbst und zu Ihnen hat, sich beruhigen und ablenken lassen wird, so dass Sie gemeinsam zum gewohnten Tagesablauf übergehen können.

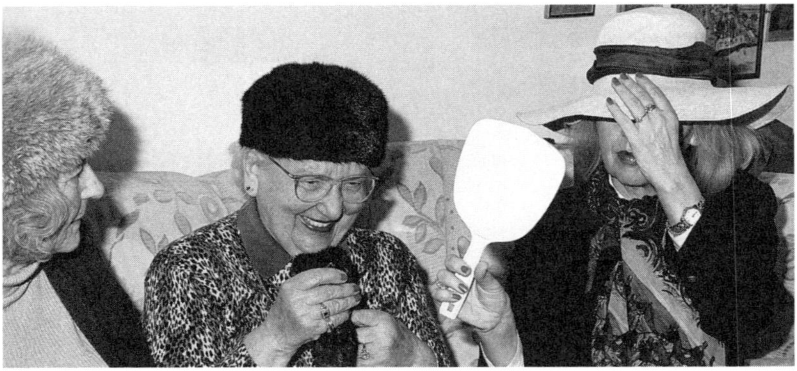

Der dritte Teil

soll Mut machen, verwirrende Bedingungen zu entwirren

Vom Verwirrtsein und Verwirrtwerden: Orientierungshilfen

Bisher haben wir gesehen, dass nicht jeder (alte) Mensch, der zeitweise seine innere Realität lebt, unbedingt auch verwirrt sein muss. Wir haben uns damit beschäftigt, wie wir dieses Verwirrt-Scheinen auflösen und wie wir dem Betroffenen in die Wirklichkeit eines realen Tagesablaufes zurückholen können.

Und nachdem wir das Verwirrt-Sein als ein Verwirrt-Scheinen erkannt haben, stellt sich die Frage, was überhaupt die Verwirrtheit als solche ausmacht. Muss denn jeder (alte) Mensch, der nicht auf Anhieb auf das Datum seiner standesamtlichen Eheschließung kommt, oder der unmittelbar nach dem Mittagsschlaf nicht genau weiß, welche Tageszeit herrscht, oder der – da er schon seit Jahren keine tagespolitischen Interessen mehr hat – sich nicht erinnert, wann genau der Tag der deutschen Einheit ist, zwangsläufig gleich als verwirrt oder genauer gesagt als *zeitlich nicht orientiert* gelten?

Muss jemand, der nach 15 oder gar 40 Jahren vertrautem Zuhause in eine andere, vielleicht sogar unübersichtliche oder gleichförmige Umgebung umzieht, deshalb *örtlich desorientiert* sein, weil er den Speiseraum oder sein Zimmer nicht findet, obwohl ihm alles sorgfältig erklärt und mehrmals gezeigt worden ist?

Und muss eine Person, die sehr alt geworden und vielen Menschen begegnet ist, deshalb als *personal desorientiert* gelten, weil sie sich in den sich vermengenden Generationen nicht mehr auskennt und Kindeskinder mit ähnlich aussehenden, allerdings im Krieg gefallenen Cousins verwechselt?

Wann waren Sie das letzte Mal verwirrt?
- Im Urlaub, als Sie weder Tageszeitung noch Fernseher hatten und auch sonst keinen Anhaltspunkt für den jeweiligen Wochentag?
- Während eines Besuchs einer alten Freundin in der entfernten Großstadt? Sie suchten eine ganz bestimmte Straße, und obwohl Ihnen die Freundin gestern erst den Weg erklärt hat, finden Sie sich heute nicht zurecht?
- Vorletzte Nacht, als Sie aus einem Alptraum, der Sie direkt zurück in die Kindheit warf, schweißgebadet aufwachten?
- Oder gerade eben erst, als Sie sich auf die schwierige Gebrauchsanweisung eines komplizierten Elektrogerätes konzentrieren wollten und alle gleichzeitig auf Sie einredeten und etwas von Ihnen wollten – vom laut dröhnenden Fernseher ganz zu schweigen? Wären Sie da nicht um ein Haar verrückt geworden?

Und wenn das immer so wäre – oder doch meistens? Was würden Sie tun, was sich wünschen? Als erstes würden Sie vermutlich für Ruhe sorgen, also den Fernseher ausschalten oder – sollte das nicht möglich sein – in ein anderes Zimmer gehen. Als zweites hätten Sie sicher das Bedürfnis, die Wünsche und Ansprüche, die andere an Sie stellen, nacheinander vorgetragen zu bekommen und sie dann auch in dieser Reihenfolge abarbeiten zu können. Und als drittes wäre Ihnen eine Gebrauchsanweisung, die Sie auf Anhieb verstehen können, sicher lieber als die vorliegende. Dann könnten Sie auch gleich das Gerät in Betrieb nehmen.

Wenn all das so abliefe, wie es Ihrem persönlichen Naturell entspräche oder Sie es sich wünschten, dann bräuchten Sie weder verwirrt noch verrückt werden. Sie würden auch anspruchsvolle Situationen gelassen meistern und voller Vertrauen in sich selbst neuen Aufgaben entgegensehen. Doch was wäre, wenn es Probleme gäbe und Sie Hilfe bräuchten, zum Beispiel in Form einer

Erklärung eines modernen Technikbegriffes? Wären Sie da nicht dankbar, wenn Ihnen jemand auch nach der dritten Nachfrage ohne Spott und Ungeduld sagen würde, was dieser Begriff bedeutet? Denn im Grunde ärgert es Sie spätestens dann, dass Sie das immer noch nicht wissen. So geht es auch dem alten Menschen. Er leidet sehr unter seinem Nicht-Verstehen, es beunruhigt ihn, macht ihm Angst, und er ist dankbar für jede Hilfe, die Sie ihm auf seine Nachfrage ganz sachlich und selbstverständlich geben. Diskrete Hinweise, die Sie in das Gespräch einstreuen wie „heute ist wieder kein schönes Wetter, dabei ist doch schon August", helfen bei der zeitlichen Orientierung, ohne dass der alte Mensch nachfragen oder sich gedemütigt fühlen müsste.

Leidet ein alter Mensch unter räumlichen Orientierungsproblemen, liegt das nicht selten an einer problematisch gestalteten Umwelt. Durch geeignete Maßnahmen kann diese Form der Desorientierung lange kompensiert werden. Die folgende Checkliste soll eine Hilfe sein, die Umgebung für den alten und altersverwirrten Menschen so zu gestalten, dass er so lange wie möglich unabhängig und selbständig agieren kann.

Zeitliche Orientierungshilfen

Folgende Maßnahmen helfen bei der zeitlichen Orientierung:

- Beziehen Sie den altersverwirrten Menschen in Ihren Zeitplan ein und lassen ihn am natürlichen Tagesablauf teilhaben. Bestehen Sie dabei auf eine strenge Regelmäßigkeit. Sie schafft Vertrauen und vermittelt ihm ein Gefühl von Sicherheit.
- Erstellen Sie für sich und den Betroffenen (bzw. mit ihm zusammen) Tages- und Wochenpläne, die über einen längeren Zeitraum hinweg verlässlich eingehalten werden. Die Tagespläne regeln u.a. die regelmäßig zu einer bestimmten Uhrzeit wiederkehrenden Mahlzeiten, der Wochenplan sieht z.B. wöchentliche Fernsehsendungen oder Besuche von Bekann-

ten vor. So kann der altersverwirrte Mensch auch auf Ihre Bedürfnisse Rücksicht nehmen, wenn er weiß, dass Sie an einem bestimmten Wochentag nicht da sind oder er sich z.B. immer nach der Tagesschau in seinen eigenen Bereich zurückziehen soll.

- Führen Sie Rituale ein, deren Einhaltung verbindlich ist. Sie signalisieren Verlässlichkeit. So gibt es beispielsweise an jedem Sonntag etwas schickere Kleidung und nachmittags immer ein Stück Kuchen. Besucht die Enkeltochter ihre Großeltern, wird jedes Mal ein bestimmter Ablauf eingehalten und bekommt sie für den Heimweg immer eine Tafel Schokolade mit, die einen Tag vorher in einem bestimmten Laden eingekauft wurde. Kommt die Nachbarin an jedem 2. Mittwoch im Monat zu Besuch, wird immer das Lieblingsessen der beiden gekocht.
- Passen Sie die Zimmer- und Raumdekoration der bestehenden Jahreszeit oder Festtagen an.
- Hängen Sie eine Uhr mit großen Zahlen und dicken Zeigern so auf, dass der altersverwirrte Mensch sie gut sehen kann.
- Besorgen Sie einen Abreißkalender mit weithin lesbarem Datum und Wochentag und installieren Sie ein tägliches Abreiß-Ritual.
- Unterhalten Sie sich mit dem altersverwirrten Menschen über die anstehenden Tagesereignisse, kommentieren Sie augenblickliche Tätigkeiten und lassen Sie dabei notwendige Informationen einfließen. Das hilft ihm nicht nur bei der zeitlichen Orientierung, sondern Sie zeigen ihm auch, dass Sie ihn ernst nehmen und – handelt es sich um Ihren Angehörigen und nicht um einen Patienten – in Ihr Leben einbeziehen.

Räumliche Orientierungshilfen

Folgende räumliche Orientierungshilfen haben sich bewährt:

- Unabhängig davon, wo der altersverwirrte Mensch lebt, ob im Heim oder in Ihrer Wohnung, richten Sie sein Zimmer mit privaten Dingen ein, zu denen er einen persönlichen Bezug hat, und verändern Sie in seinem Umfeld so wenig wie möglich.

- Sorgen Sie für eine optimale Ausleuchtung aller Räumlichkeiten. Schummerlicht und diffuse Schattenspiele fördern Halluzinationen und machen Angst.

- Bunte Tapeten- und Gardinenmuster können ebenso furchteinflößend sein wie surrealistische Gemälde. Gestalten Sie das Umfeld des altersverwirrten Menschen lieber durch Bilder mit realistischen Darstellungen – möglichst in warmen Farben und mit klaren Konturen –, welche die Sinne anregen und bei der Orientierung helfen.

- Schaffen Sie Erkennungszeichen. Als Erkennungszeichen von z.B. Schlafraum und WC helfen markante Dinge wie ein massiver Bauernschrank neben der betreffenden Tür, ein üppiges Blumenarrangement, ein alter Lieblingsstuhl oder persönliche Gegenstände des alten Menschen besser als farbige Symbole. So können Menschen, die am M. Alzheimer erkrankt sind, keine Symbole mehr deuten, da Ihnen das dreidimensionale Sehen abhanden gekommen ist. Und die gern verwendeten Fotografien des altersverwirrten Menschen an seiner Zimmertür helfen im fortgeschrittenen Stadium der Verwirrtheit ebenfalls nicht mehr weiter, da der betroffene Mensch (zeitweise) keine Ich-Identität mehr hat und sich deswegen auf den Bildern nicht mehr wiedererkennen kann.

Orientierungshilfen zur eigenen Person

Zu den Orientierungshilfen, die die Ich-Identität des altersverwirrten Menschen festigen, gehören:

- Gespräche über das Leben des Betroffenen, die ihm bewusst machen bzw. das Bewusstsein erhalten: Das habe ich alles erlebt, das macht meine Person aus, das bin ich.
- Spiegel zur Selbstwahrnehmung – gern in voller Größe –, die ihm zumindest bei leichter Verwirrtheit helfen, sich selbst zu erkennen und das Bewusstsein für sein Äußeres zu erhalten: Das bin ich von außen gesehen. Sie helfen jedoch nicht bei Menschen mit M. Alzheimer, da diese weder plastisch sehen noch sich selbst darin erkennen können. Bei dieser Erkrankung stellen z.B. am Ende eines Flures in Lebensgröße aufgehängte Spiegel eine Gefahr dar, weil die Betroffenen die rein optische Verlängerung als tatsächliche Verlängerung verstehen und ungebremst in sie hineinlaufen würden.
- Halten Sie Erinnerungen am Leben. Gibt es zwischen bestimmten Gegenständen, etwa Schmuck- und Kleidungsstücken, oder auch zwischen charakteristischen Gerüchen und dem Leben des Betroffenen Zusammenhänge, bewahren Sie sie auf. Sprechen Sie darüber, überlassen Sie Ihrem Angehörigen oder Patienten die Gegenstände zum Anfassen und versuchen Sie, erinnerte Düfte erneut „einzufangen“. So halten Sie die Erinnerungen so lange wie möglich lebendig.

Situative Orientierungshilfen

Helfen Sie Ihrem Angehörigen und Patienten, seine veränderte (Gesamt-)Situation zu verstehen und annehmen zu können. Sprechen Sie z.B. so oft wie nötig über seinen momentanen äußeren und inneren Zustand. Zeigen Sie dabei Geduld und Verständnis, und versichern Sie dem altersverwirrten Menschen, dass er nicht allein ist.

Kapitel 2

Praktische Tipps zur psychosozialen Pflege altersverwirrter Menschen basierend auf dem Pflegemodell nach Monika Krohwinkel

Was wissen Sie über den altersverwirrten Menschen, den Sie betreuen, und was sollten Sie wissen bzw. welche Informationen fehlen Ihnen zur optimalen Begleitung? Welche Fähigkeiten und Vorlieben besaß er zum Beispiel früher und welche sind ihm erhalten geblieben, auf denen sie nun gemeinsam aufbauen können? Welche persönlichen Eigenarten pflegte er, und gab es irgendwelche „Marotten", die er bis heute beibehalten hat? Welche festen Gewohnheiten hatte der Betroffene, die – würden sie heute in das tägliche Leben einbezogen werden – Ihnen beiden das Leben leichter und die Tage zufriedenstellender machen könnten? Mit welchen Einschränkungen plagt sich der Betroffene heutzutage, was behindert ihn – und vielleicht auch Sie – bei der Pflege und wie können Sie dem begegnen?

Auf den folgenden Seiten erhalten Sie einige praktische Tipps für ein befriedigendes Miteinander, wobei es sich lediglich um eine Anregung ohne Anspruch auf Vollständigkeit handelt. Sie beruhen auf einem Pflegemodell der Pflegewissenschaftlerin Monika Krohwinkel, auf den „Aktivitäten und existentiellen Erfahrungen des täglichen Lebens" (kurz AEDL).

Kommunikation

Um kommunizieren zu können, bedarf es einiger Voraussetzungen, u.a. der, sich mitteilen zu können, aber auch der, (zu)hören zu können. Daraus leiten sich folgende Tipps ab:

- Sorgen Sie dafür, dass der altersverwirrte Mensch Sie akustisch verstehen kann.
- Sprechen Sie laut, wenn sein Hörvermögen gestört sein sollte, und artikulieren Sie deutlich. Zudem ist eine tiefe, abgesenkte Stimme leichter zu verstehen als eine schrille, hohe und/oder erregte Stimme.
- Überprüfen Sie ggf. das Hörgerät: Funktioniert es? Wurde es auch richtig eingesetzt?
- Reduzieren Sie störende Umweltgeräusche, z.B. durch Ausschalten des Fernsehers und Radios, oder durch Schließen von Fenstern und Türen bei Lärm von außen.
- Kann der altersverwirrte Mensch nicht mehr deutlich sprechen, so dass Sie ihn nicht verstehen, verbessern Sie ihn nicht, sondern bedienen sich einer Ersatzsprache in Form von Zeichen und Gesten. Letzteres gilt auch dann, wenn er trotz Hörgerät nicht richtig zu hören vermag. Helfen Sie ihm dabei, die verlorenen Fähigkeiten zu akzeptieren.
- Menschen, die nicht gut hören, sprechen oft sehr laut. Akzeptieren Sie dies ebenso wie besonders leises Sprechen.
- Begeben Sie sich stets auf gleiche Augenhöhe und halten Sie Blickkontakt mit dem altersverwirrten Menschen.
- Es ist schön, wenn man lachen kann, doch achten Sie darauf, dass der alte Mensch es nicht als auslachen versteht. Oft ist ein Lächeln besser.
- Zeigen Sie dem Betroffenen, dass Sie ihn annehmen und ernstnehmen. Dazu gehört auch, dass er sich niemals bloßgestellt und blamiert fühlt. Das gilt auch dann, wenn er in feiner

Gesellschaft die Fäkalsprache benutzt. Am besten ist es dann, dies einfach zu ignorieren.

- Erklären Sie Schritt für Schritt in einfachen kleinen Sätzen, was Sie selbst gerade machen oder aber was der Betroffene tun soll. Berühren Sie ihn dabei oder nehmen ihn ggf. auch sanft an der Hand.

- Stellen Sie immer nur eine Frage nach der anderen. Dabei sind einfache W-Fragen zu bevorzugen (vgl. Teil 2, Kapitel 5). Warum-Fragen und Entweder-Oder-Fragen sind für den altersverwirrten Menschen zu komplex.

- Akzeptieren Sie Selbstgespräche des Betroffenen und kommentieren Sie fortlaufende, unsinnig aneinandergereihte Erzählungen nicht (s. Teil 2, Kapitel 4). Sollte es sich dabei aber um Sprachstereotypien handeln, also sich ständig wiederholende Worte oder kurze Sätze, unterbrechen Sie diese durch das leise Singen bekannter Lieblingslieder.

Mobilität

Hier geht es zunächst einmal um die Frage, wie immobil der altersverwirrte Mensch wirklich ist. Die Abklärung ist jedoch nicht immer leicht, da der Betroffene sich manchmal auch nicht bewegen möchte, obwohl er könnte. Dann kann es notwendig sein, einen Arzt hinzuzuziehen. Er kann feststellen, ob den alten Menschen Krankheiten oder Verschleißerscheinungen plagen, ob er Schmerzen hat oder ob keine pathologischen Ursachen dafür vorliegen. Gegebenenfalls kann dann auch eine Krankengymnastik und Physiotherapie helfen. Weigert sich Ihr Angehöriger vehement, sich zu bewegen, respektieren Sie diese Entscheidung (allerdings darf dies keine Dauerlösung sein).

Was gibt es noch zu tun bzw. zu beachten?

- Klären Sie ab, wie viel Hilfe der alte Mensch wirklich braucht und bei welchen Gelegenheiten. Oft kann er noch sehr viel, nur nicht so schnell wie früher. Räumen Sie ihm entsprechend genug Zeit für seine Aktivitäten ein und bleiben Sie geduldig.

- Helfen Sie dem Betroffenen, Bewegungseinschränkungen zu akzeptieren, und ermuntern Sie ihn, Hilfsmittel (Gehwagen etc.) anzunehmen und selbständig zu benutzen.
- Überprüfen Sie die Räumlichkeiten nach Stolperfallen, z.B. nicht rutschfeste Teppiche, und anderen Gefahrenquellen. Befestigen Sie an Stufen Haltegriffe oder lassen, wenn möglich und nötig, Rollstuhlrampen einbauen. Sprechen Sie in diesem Fall mit der Krankenkasse/Pflegeversicherung Ihres Angehörigen oder Patienten, ob eine finanzielle Unterstützung möglich ist.
- Verändern Sie möglichst wenig in den vertrauten Räumlichkeiten und sorgen Sie für helle Beleuchtung.
- Animieren Sie den alten Menschen zur Bewegung. Gehen Sie z.B. täglich mit ihm spazieren und vielleicht auch einmal zum Schwimmen. Besteht die Gefahr, dass er wegläuft, platzieren Sie einen Zettel in seiner Tasche, auf dem sein Name, seine Anschrift und Telefonnummer sowie andere wichtige Informationen stehen.
- Leidet Ihr Angehöriger oder Patient unter M. Alzheimer, verringert sich sein Schmerzempfinden mit zunehmendem Krankheitsverlauf bis es ganz verschwunden ist. Sollte der Betroffene einmal stürzen, lassen Sie ihn besser ärztlich untersuchen, um Verletzungen auszuschließen.

Essen und Trinken

Auch hier stellt sich zunächst die Frage, wie viel Hilfe der altersverwirrte Mensch bei der Nahrungsaufnahme braucht. Prinzipiell gilt: Erhalten Sie seine Selbständigkeit beim Essen so lange wie möglich.

Wie können Sie ihm dabei helfen?

- Besorgen Sie ihm notwendige Hilfsmittel, z.B. rutschfeste Teller oder behindertengerechtes Besteck.
- Ertragen Sie Kleckern, Schmatzen, Schlürfen, Schlingen kommentarlos. Gern ist man versucht, dem Betroffenen eine Plastikserviette oder einen Plastikumhang umzulegen wie einem kleinen Kind. Das ist nicht grundsätzlich abzulehnen, doch sollte die Würde des alten Menschen dabei stets gewahrt bleiben. Vielen wäre eine Papierserviette deutlich lieber ...
- Haben Sie Geduld bei übermäßig langsamen Kauen und Schlucken und reichen Sie die Mahlzeit lieber auf einem Warmhalteteller oder nach und nach in kleinen und dann noch warmen Portionen.
- Berücksichtigen Sie bestehende Rituale, etwa wenn Ihr Angehöriger oder Patient vor dem Essen beten möchte, Lieblingsspeisen bzw. Essen, das er ablehnt, und sonstige Gewohnheiten wie: Kartoffeln zu zerdrücken, Quark und Joghurt nicht umzurühren, Salat auf einem Extra-Teller zu servieren usw.
- Bieten Sie die Mahlzeiten gemäß den Fähigkeiten des Betroffenen an. Vielleicht isst der Betroffene manchmal nur nicht, weil er das Brot nicht mehr streichen kann, das Fleisch nicht klein geschnitten bekommt, die Suppe nicht mehr mit einem Löffel essen kann. Helfen Sie ihm dann durch geeignete Maßnahmen wie das Reichen der Suppe in einer Tasse. Zögern Sie die Gabe von Brei bzw. passierter Kost und Weißbrot ohne Rinde so lange wie möglich hinaus.
- Auch ein altersverwirrter Mensch isst gern abwechslungsreich, wobei verordnete Diäten selbstverständlich einzuhalten und Nahrungsallergien zu beachten sind. Sorgen Sie für eine altersgemäße ausgewogene Kost mit ausreichend Eiweiß, Kalzium und Mineralstoffen. Vorsicht aber bei der Kalorienzufuhr: Im Alter braucht der Mensch etwa 30 Prozent weniger als in jungen Jahren.

- Da ein alter Mensch Durst weniger stark empfindet als ein jüngerer, ist es gut, wenn Sie auf eine ausreichende Flüssigkeitszufuhr achten. zwei Liter Flüssigkeit sollte Ihr Angehöriger oder Patient schon zu sich nehmen, auch bei Inkontinenz (Flüssigkeitsmangel erhöht massiv den Grad der Verwirrtheit und führt zu Halluzinationen).
- Haben Sie ein Auge auf den Alkoholkonsum. Ist es notwendig, sprechen Sie mit dem behandelnden Arzt über eine für den Betroffenen tolerierbare Menge von Alkohol, z.B. eine Flasche Bier am Abend.

Körperpflege

Seinen Körper zu pflegen ist ein elementares Grundbedürfnis des Menschen. Kann er es nicht mehr, empfindet er dies oft als peinlich. Besonders unangenehm ist es älteren Menschen meist, von ihren eigenen Kindern gewaschen werden zu müssen. Hier ist zu überlegen, ob dafür nicht eine professionelle Pflegekraft ins Haus kommen sollte, sofern dies nicht bereits schon geschieht.

- Klären Sie zunächst ab, ob der alte Mensch wirklich Hilfe braucht und wenn ja, welche, oder ob es nicht damit getan ist, ihm einfach nur sehr viel Zeit zu lassen. Auf jeden Fall sollte er so viel wie möglich selbst tun.
- Berücksichtigen Sie alle Vorlieben des Betroffenen bezüglich Wassertemperatur, Körperpflegemittel, Reihenfolge des Waschens, Duschen statt Waschen usw. Schützen Sie so gut es geht seine Intimsphäre, indem Sie ihn z.B. niemals ganz entkleiden.
- Beobachten Sie aufmerksam die Hautbeschaffenheit auf allergische Reaktionen oder sonstige Veränderungen und ziehen ggf. den behandelnden Arzt hinzu.
- Auch altersverwirrte Menschen wollen sauber und gepflegt aussehen. Deshalb freuen Sie sich, wenn ihre Haare gewa-

schen und frisiert sind, sie gepflegte Finger- und Fußnägel haben, sie rasiert sind (gilt u.U. auch für Frauen), ihr Körper angenehm nach Deodorant oder Parfüm duftet und sie saubere und schöne Kleidung tragen können.

- Möchte der alte Mensch nichts essen, kann das mit einer schlecht sitzenden Zahnprothese zu tun haben. Achten Sie deshalb auf einen korrekten Sitz mit ausreichendem Halt (evtl. mit spezieller Haftcreme befestigen). Zudem wird er sich wohler fühlen, wenn die Zahnprothese sorgfältig gereinigt ist.
- Inkontinenz birgt viele Probleme in sich. Abhilfe schafft zum Teil das richtige Inkontinenzmaterial. Lassen Sie sich bei Bedarf von einer InkontinenzberaterIn die richtige Inkontinenzversorgung empfehlen.
- Beachten Sie die Gefahrenquellen beim Baden und Duschen und beugen durch z.B. rutschfeste Matten oder Haltegriffe an den Wänden vor.

Kleidung

Schön ist es, wenn sich der alte Mensch selbst ankleiden und auch die Kleidung selbst aussuchen kann. Ist dies nicht möglich, ist die erste Frage, die sich stellt, welche Hilfestellung genau der Betroffene beim Anziehen benötigt, denn: Helfen Sie nur dort, wo es nötig ist.

- Kann sich der Betroffene selbst an- und ausziehen, lassen Sie ihm dafür viel Zeit. Legen Sie ihm die Kleidungsstücke genau in der Reihenfolge hin, in der er sie braucht. Lassen Sie ihn nach Möglichkeit selbst entscheiden, wie oft er seine Wäsche wechseln möchte.
- Beraten Sie ihn ggf. in seinem Sinn bei der Kleiderauswahl und berücksichtigen Sie dabei die Jahreszeit, sein persönliches Temperaturempfinden (schwitzt, friert er leicht?) und seine Lieblingskleidungsstücke. Kann er sich nicht selbst ankleiden

und auch nicht bei der Auswahl behilflich sein, wählen Sie die Kleidungsstücke, die ihm gefallen würden oder die er mit Vorliebe bisher getragen hat (Kittelschürze, weißes Hemd mit Weste etc.). Sie sollten altersgemäß und gewohnheitsentsprechend sein.

- Kaufen Sie die Kleidung für ihn ein, berücksichtigen Sie die von ihm gewünschten Materialien (Baumwolle, Seide ect.). Vermeiden Sie fummelige Häkchen und Knöpfchen, besser sind gut gängige Reißverschlüsse, Klettverschlüsse und große Knöpfe. Zudem sollte die Kleidung von der Größe her genau passen. Zu weite Hosen oder zu große Pantoffeln erhöhen beispielsweise die Sturzgefahr. Zu enge Söckchen schnüren ein und behindern die Durchblutung.
- Ersetzen Sie beschmutzte oder fleckige Kleidung so schnell wie möglich.
- Bewegt sich der altersverwirrte Mensch nur wenig, z.B. abends beim Fernsehen, geben Sie ihm eine warme Strickjacke und dicke Socken. Letztere werden in Form von Bettschuhen auch gern während des Schlafens getragen.
- Zur Unfallverhütung sind geschlossene und rutschfeste Schuhe sinnvoll.

Ausscheiden

Während man sich in jungen Jahren kaum Gedanken über seine Ausscheidung macht, weil in der Regel alles funktioniert, wird das Thema mit zunehmendem Alter immer wichtiger. Sind es zunächst Durchfall oder Verstopfung, die die Gedanken darauf lenken, kommen später noch die Harn- und ggf. Stuhlinkontinenz dazu, also das Unvermögen, Urin und Stuhl halten zu können.

Liegt eine Urininkontinenz vor, ist es sinnvoll, die Ursachen von einem Arzt abklären zu lassen. Dabei kann es sich u.a. um eine akute Harnwegsinfektion handeln, um andere Blasen- oder auch

Nierenerkrankungen oder bei der Frau um eine Gebärmuttersenkung.

Weitere Gründe können sein:
- Die Toilette ist zu weit weg, sie wird nicht gefunden oder die Kleidung lässt ein schnelles Öffnen nicht zu, so dass der Urin nicht mehr gehalten werden kann.
- Die Toilettengänge werden von Angehörigen mit Äußerungen begleitet, die den alten Menschen dazu veranlassen, erst dann gehen zu wollen, wenn die Angehörigen fort sind. So lange kann er dann aber doch nicht mehr warten.

Ein urininkontinenter Mensch leidet sehr darunter, egal in welchem Alter. Ob es die Gerüche sind, die Nässe oder das herabgesetzte Selbstwertgefühl. Kann die Ursache nicht behoben werden, ist es u.U. sinnvoll, eine Inkontinenzberaterin hinzuzuziehen, um die passende Inkontinenzversorgung zu ermitteln. Reichen z.B. Einlagen oder sind geschlossene Inkontinenzhosen besser?

Die Stuhlinkontinenz ist deutlich seltener als die Urininkontinenz. Sie kommt vor allem bei altersverwirrten Menschen im fortgeschrittenen Stadium vor. Wesentlich häufiger dagegen ist eine Obstipation, eine Verstopfung. Krankheitsbedingt tritt sie z.B. bei Darmkrebs auf oder bei fiebrigen Erkrankungen. Oft sind es aber auch ganz andere Hintergründe, die zu berücksichtigen sind. Etwa die Missachtung von Gewohnheiten aufgrund von Unkenntnis.

Deshalb sind folgende Fragen wichtig:
- Welche Gewohnheiten hat der alte Mensch hinsichtlich seiner Ernährung? Ist sie ballaststoffreich genug oder kann hier etwas gegen die Obstipation getan werden?
- Welche Gewohnheiten / Rituale gibt es in Bezug auf den Toilettengang. Spielt eine bestimmte Uhrzeit eine Rolle, wird dabei gelesen?
- In welchem Zustand sind die Räumlichkeiten? Wirken die Toiletten unhygienisch, ist es dort zu kalt? Kann der alte Mensch dort bequem sitzen oder nicht?

Unabhängig von den ganz spezifischen und individuellen Problemen gilt:

- Schimpfen Sie niemals mit dem Betroffenen, wenn die Hose nass und das Bett verschmutzt ist. In der Regel ist es keine Absicht und dem alten Menschen furchtbar peinlich. Säubern Sie ihn und sein Umfeld schnellstmöglich ohne großes Aufheben, sofern er dies nicht selbst tun kann, und finden trotz der zusätzlichen Arbeit nette Worte für ihn, damit er sich von Ihnen weiterhin wertgeschätzt fühlt.
- Stellen Sie genug Inkontinenzmaterial bereit, und zwar so, dass es der Betroffene ohne danach fragen zu müssen gut erreichen kann.
- Beobachten Sie die Ausscheidungen auf Häufigkeit, Menge, Farbe und Aussehen und informieren Sie den Arzt bei Auffälligkeiten. Seien Sie stets diskret.
- Ist der Weg insbesondere nachts zur Toilette zu lang, stellen Sie einen Toilettenstuhl neben das Bett. Dabei jedoch kein Risiko eingehen. Ist die Sturzgefahr zu groß, eher darauf verzichten.

Ruhen und Schlafen

Jeder Mensch hat einen ganz individuellen Schlafbedarf und Schlaf-Wach-Rhythmus. Diesen gilt es, herauszufinden. Der eine geht lieber früh ins Bett und steht früher auf, bei dem anderen ist es gerade umgekehrt. Der eine möchte noch etwas lesen, bevor er schläft, der andere lieber den Tag durchdenken oder noch etwas Musik hören.

- Finden Sie heraus, welche Gewohnheiten und Rituale Ihr Angehöriger oder Patient hat. Müssen die Kissen z.B. immer in einer ganz bestimmten Art und Weise aufgeschüttelt sein? Nimmt er immer eine Wärmflasche mit ins Bett? Muss ein Fenster offen stehen? Oder ist es wichtig, dass die Pantoffeln genau gerade ausgerichtet unter dem Bett stehen?

- Kann der Betroffene nicht schlafen, klären Sie die Verabreichung eines Schlafmittels mit dem Arzt ab, da auch die leichtesten Mittel beim alten Menschen anders wirken und zudem Wechselwirkungen mit anderen Medikamenten auftreten können. Und vielleicht ist ein Schlafmittel ja auch gar nicht nötig, vielleicht tut es auch ein Hausmittel wie etwa warmer Kamillentee.

  Vielleicht hat die Schlaflosigkeit aber auch andere Gründe, zum Beispiel:
  - Angst vor Dunkelheit.
  - Zu viel Aufregung am Tag.
  - Störung der Nachtruhe, wenn man als Angehörige oder professionell Pflegende schauen will, ob es dem alten Menschen auch gut geht.
  - Lärm.
  - Ein zu helles Schlafzimmer.
  - Einen Schlaf-Wach-Rhythmus, der durch tägliche Inaktivität und viele kurze Schläfchen gestört ist.
  - Ein früherer Schlafmittelkonsum.

- Erfinden Sie ggf. neue Einschlafrituale, z.B. durch das Singen eines dem alten Menschen vertrauten Liedes, durch das Anschalten eines Nachtlichtes, das Festhalten der Hände für kurze Augenblicke, das Anlehnen der Tür.

- Wünscht sich der alte Mensch Schutz, damit er nicht aus dem Bett fallen kann, ist ein Bettgitter hilfreich. Diese „freiheitsentziehende Maßnahme“ darf jedoch nur mit Einwilligung des alten Menschen oder auf Arztanordnung geschehen; den Vorgang entsprechend im Dokumentationssystem fixieren.

- Handelt es sich um einen immobilen Menschen, muss er regelmäßig umgelagert werden, um ein Wundliegen zu vermeiden. Das kostet Kraft und Zeit. Als Angehöriger ist es auf jeden Fall wichtig, sich Grenzen zu stecken und im Notfall Konsequenzen zu ziehen. Dies kann das Hinzuziehen des häuslichen Pflegedienstes bedeuten oder auch die Versorgung des alten Menschen in einem Heim (s. Teil 1, Epilog). Und ein schlechtes Gewissen ist nicht angebracht. Auch als pflegender Angehöriger hat man Bedürfnisse, die befriedigt werden müssen. Geschieht dies nicht, droht die Burnout-Erkrankung.

Für die Gesundheit und eigene Sicherheit sorgen

Mit zunehmendem Alter wird der Mensch sensibler für eigene Bedürfnisse und seinen Gesundheitszustand. Ist es in jungen Jahren meist eine Selbstverständlichkeit, dass der Körper gesund ist, setzen nach und nach gesundheitliche Veränderungen ein. Werden diese anfangs oft auch nicht ernst genommen, bekommen sie im Laufe des Lebens doch eine andere Bedeutung. Der Mensch wird aufmerksamer sich selbst gegenüber und dann nicht selten als Hypochonder verschrien, weil er verunsichert ist und öfter den Arzt aufsucht.

Welche Bedeutung hat das im Umgang mit alten Menschen?

- Sprechen Sie mit dem Betroffenen über seine gesundheitlichen Einschränkungen und nehmen seine Klagen und Ängste ernst. Vertrösten Sie ihn nicht einfach, ohne die Äußerungen geprüft zu haben, und reden Sie Bedenken hinsichtlich einer Verschlechterung seines Gesundheitszustandes nicht klein.
- Achten Sie darauf, dass der Betroffene regelmäßig seine Medikamente einnimmt und unterstützen Sie ihn bei der Wahrnehmung seiner Arzttermine.
- Beobachten Sie Ihren Angehörigen und Patienten aktiv auf gesundheitliche Veränderungen. Nicht nur die Verwirrtheit, auch viele andere Symptome haben einen Krankheitswert und bedürfen der Beachtung, Behandlung und Pflege.
- Stehen schwer wiegende Entscheidungen an, stehen Sie dem alten Menschen beratend zur Seite und akzeptieren seine Entscheidung, sofern er die Tragweite seiner Entscheidung im vollen Umfang erkennen kann, z.B. auch bei einer von ihm abgelehnten und nicht zwingend notwendigen Operation.

Soziale Kontakte

Ein großes Problem älterer Menschen ist die Einsamkeit, die nicht zuletzt auch zu Depressionen, einem verstärkten Tabletten- und Alkoholkonsum oder erhöhter Suizidgefahr führen kann. Der Lebenspartner ist vielleicht verstorben, die Kinder und Enkelkinder gehen ihre eigenen Wege und können nur ab und zu vorbeischauen, und auch der pflegende Angehörige hat nicht immer Zeit für Gespräche oder gemeinsame Unternehmungen.

Wie können Sie helfen?

- Ermöglichen Sie es Ihrem Angehörigen oder Patienten, bestehende Kontakte so lange wie möglich aufrechtzuerhalten, z.B. zum Seniorenklub oder Stammtisch, zu früheren Kollegen, Nachbarn und Freunden.

- Kann der alte Mensch das Haus nicht mehr verlassen, organisieren Sie Hausbesuche von Pfarrer, Friseur, behandelndem Arzt, Fußpfleger usw.

- Es wäre schön, wenn der Kontakt zu anderen Familienmitgliedern nicht abreißen würde. Dies lässt sich zwar nicht immer einrichten, liegen die Probleme doch oftmals tiefer als nur im Zeitmangel, doch versuchen Sie es. Finden Familienfeste statt, beziehen Sie den altersverwirrten Menschen möglichst in Planung, Durchführung und Nachsorge ein.

- Jeder Mensch braucht eine Phase der Ruhe, in der er allein gelassen werden möchte und Zeit für sich hat. So auch der alte Mensch. Respektieren Sie seinen Wunsch nach Zurückgezogenheit, achten aber auch sorgfältig darauf, ob aus der Zurückgezogenheit Einsamkeit wird. Sollte dies der Fall sein, beugen Sie vor. Machen Sie dem Betroffenen Beziehungsangebote, ohne sich dabei aufzudrängen.

Beschäftigung

Für einen gesunden Lebensrhythmus ist es wichtig, dass Aktivität und Passivität im richtigen Verhältnis zueinander stehen. Lassen einen in jüngeren Jahren die Arbeit und Freizeitbeschäftigungen kaum Zeit für Entspannung und Muße, so ist die Zeit nach der Rente oft von einer Leere geprägt, die die Freude am Leben nehmen kann. Fällt dann auch noch die tägliche Arbeit im Haus oder Garten weg, weil der Körper nicht mehr so will bzw. weil ein Aufenthalt im Altenheim ansteht, kann die Passivität nahezu unerträglich werden.

Dem gilt es vorzubeugen:

- Motivieren Sie den Betroffenen zu einfachen, aber nicht kindischen Beschäftigungen, durch die er Sinngebung erfährt. Am besten ist es, wenn die Beschäftigungen an bekannte Tätigkeiten aus dem früheren Leben anknüpfen. So kann der Betroffene oftmals noch Kartoffeln schälen, Topflappen häkeln, Holz stapeln oder Hobbys wie Sammeln, Basteln usw. nachkommen. Versuchen Sie auch, frühere, vielleicht schon fast in Vergessenheit geratene Interessen und Liebhabereien wiederzubeleben und mit dem Betroffenen so oft es geht spazieren zu gehen. Fehlen Ihnen die entsprechenden Ideen, gibt es inzwischen viele Bücher, die Ihnen weitere Anregungen geben können (s. Literaturverzeichnis).
- Akzeptieren Sie Nichtstun nur, wenn der Betroffene zufrieden und ausgeglichen wirkt bzw. wenn es der Muße und Erholung dient.

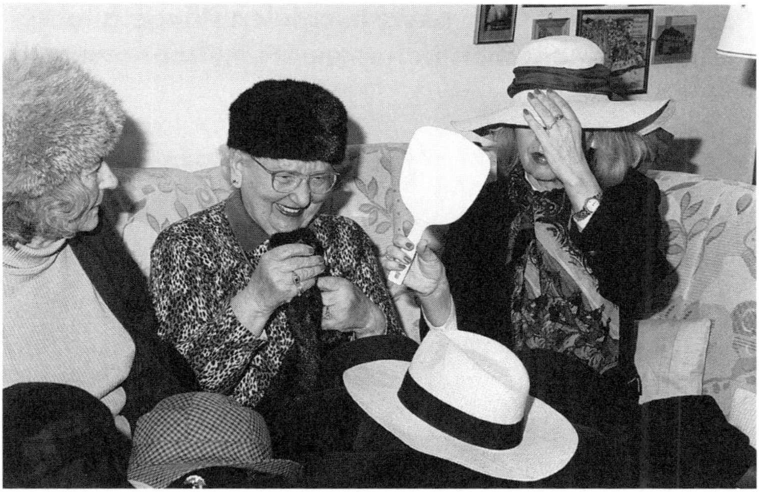

Ermöglichen Sie es dem altersverwirrten Menschen, bestehende Kontakte so lange wie möglich aufrechtzuerhalten, z.B. zu Freunden und Bekannten, die er von früher kennt. Und wenn dann noch Erinnerungsstücke von früher da sind, kann es auch für die Pflegenden ein unterhaltsamer Nachmittag werden.

Kapitel 3

Praktische Tipps zur psychosozialen Pflege altersverwirrter Menschen in besonderen Situationen

Ruhelosigkeit, ständiges Hinterherlaufen

Dieses Problem ist Ihnen vermutlich nicht unbekannt. Doch was können Sie in solchen Situationen bzw. prophylaktisch tun?
- Sorgen Sie für einen fest strukturierten, sehr verlässlichen Tagesablauf.
- Beziehen Sie den Betroffenen in Ihre Tätigkeiten mit ein.
- Leben Sie ihm verlässlich vor, dass Sie ihm nicht davonlaufen.
- Geben Sie dem Betroffenen bewegungsbetonte Beschäftigungen wie z.B. Gartenarbeit oder Staubsaugen.
- Regen Sie ihn zu zielgerichteten Aktivitäten an, beispielsweise zum Schwimmen oder Wandern.
- Sprechen Sie bei zu hohem Leidensdruck Ihrerseits oder von Seiten des altersverwirrten Menschen mit dem behandelnden Arzt. Dies gilt auch bei potentieller Gefährdung des Betroffenen (Weglaufen, Umherirren, Sturzgefahr).

Nächtliches Umherwandern

Nach einer unruhigen Nacht fühlt sich meist nicht nur der Betroffene, sondern auch der pflegende Angehörige wie gerädert. Kommt das einmal vor, ist es nicht weiter tragisch, doch was tun, wenn sich daraus ein Problem von Dauer entwickelt?

- Kann es sein, dass der Betroffene weniger Schlaf braucht als Sie bzw. einen anderen Schlaf-Wach-Rhythmus hat und es deshalb zu Problemen kommt? Wenn ja, versuchen Sie ihm verständlich zu machen, dass er Sie nicht wecken darf, wenn Sie schlafen. Geben Sie ihm für die Zeit eine sinnvolle Beschäftigung, etwa einen Korb mit Handtüchern, die er zusammenlegen kann.

- Berücksichtigen Sie frühere Gewohnheiten. Hat Ihr altersverwirrter Angehöriger oder Patient früher nachts gearbeitet, bedarf es einer systematischen Umstellung, die nicht von heute auf morgen gelingt. Haben Sie Geduld. Waren ihm bestimmte Rituale wichtig, führen Sie diese nach Möglichkeit wieder ein.
- Vielleicht fürchtet sich der alte Mensch in der Nacht. Versuchen Sie die Ursache herauszufinden und beseitigen Sie diese nach Möglichkeit. Oftmals hilft auch ein Nachtlicht oder das Anlehnen der Tür, so dass Licht vom Flur ins Zimmer fällt.
- Tee, Kaffee, Cola, Milch, Bier und Rotwein können ganz unterschiedlich wirken: Den einen Menschen machen sie müde, den anderen wach. Probieren Sie aus, welches Getränk Ihrem Angehörigen hilft, abends zur Ruhe zu kommen.
- Geben Sie dem Betroffenen tagsüber reichlich Gelegenheit zu körperlicher Aktivität.
- Hilft alles nichts und ist der Leidensdruck für alle Beteiligten zu groß, fragen Sie einen Arzt um Rat.

Verlieren, Verstecken, Verkramen

Etwas zu verlieren oder nicht wiederzufinden, kann ein Problem von jungen und alten Menschen sein, doch fällt es im Alter schwerer, gelassen darauf zu reagieren. Sorgen Sie deshalb für eine aufgeräumte Wohnung, in der alle Dinge ihren festen Platz haben, den der Betroffene kennt, und legen Sie zu seiner Beruhigung eine Ersatzsammlung an: Zweitbrille, Ersatzgehstock, zweite Einkaufstasche usw. Ist dann wirklich einmal ein Gegenstand nicht auffindbar, lenken Sie den Betroffenen mit einem teilnehmend-verstehenden Gespräch ab.

Ständiges Fordern und Beschweren

Scheint der altersverwirrte Mensch niemals zufrieden und beschwert sich über alles und jedes:

- Machen Sie sich klar, dass der Betroffene nicht wirklich Sie meint (s. Teil 2 dieses Buches) und an einer Krankheit leidet.
- Setzen Sie ihm dennoch Grenzen und lassen Sie sich nicht auf lange Diskussionen und Richtigstellungen ein, die in der Regel zu keiner Einsicht führen.
- Bleiben Sie gelassen und lassen Sie sich nicht provozieren.

Handgreiflichkeiten, Wutanfälle

Altersverwirrte Menschen, die nicht verstehen können, was mit ihnen selbst oder in ihrer Umwelt geschieht, können dieses Unvermögen manchmal nicht anders ausdrücken als durch Handgreiflichkeiten und/oder Wutanfälle.

Sollte dies einmal der Fall sein:

- Bleiben Sie gelassen und lassen Sie sich nicht provozieren. Bewahren Sie Ruhe.
- Reden Sie dem Betroffenen den Ärger nicht klein oder weg, sondern versuchen Sie stattdessen, den Betroffenen von seinem Ärger abzulenken. Eine Diskussion über Sinn und Inhalt seines Ärgers ist in der Regel nicht von Erfolg gekrönt.
- Setzen Sie Grenzen (sich selbst und dem Betroffenen).

Selbstbefriedigung

Die sexuelle Lust hat für manche ältere Menschen kaum noch eine Bedeutung, für andere hingegen sehr. Sich selbst zu befriedigen ist ein natürlicher Vorgang, der jedoch nicht in die Öffentlichkeit gehört. Sollte sich der altersverwirrter Mensch außerhalb seiner Privatsphäre selbst befriedigen, stellen Sie ihn nicht bloß und blamieren Sie ihn nicht, indem Sie ihn z.B. auslachen, sondern führen Sie ihn mit selbstverständlicher Haltung in sein Zimmer und helfen ihm dort, sich selbst und seine Kleidung zu ordnen.

Stereotypien

Bei Stereotypien handelt es sich um Handlungen, Bewegungen oder Worte, die ständig wiederholt werden. Sollte es Ihnen nichts ausmachen, können Sie sie ignorieren. Zehren sie aber an Ihren Nerven, versuchen Sie, den Betroffenen abzulenken und ihm eine Beschäftigung zu geben, die Stereotypien in zielgerichtetes Tun umwandelt, z.B. Staubwischen oder Wäschefalten. Manchmal lassen sich Stereotypien auch durch sanfte Berührung durchbrechen. Hilft auch dieses nicht, sprechen Sie mit dem behandelnden Arzt über ein geeignetes Medikament.

Angstanfälle, Jammern, Depressionen, Suizidgedanken

Es gibt viele Gründe, warum ein alter Mensch Angst hat, Depressionen bekommt oder sich sein Ende herbei sehnt. Sei es das Gefühl, nicht mehr gebraucht zu werden, anderen zur Last zu fallen, vergessen zu werden oder allein auf der Welt zu stehen, seien es Schmerzen, unheilbare Krankheiten oder Ängste im Hinblick auf Einsamkeit und Tod.

- Nehmen Sie den Betroffenen in seiner Not ernst und lassen ihn spüren, dass er nicht allein ist. Berühren Sie ihn, trösten Sie ihn, nehmen Sie ihn in den Arm, wenn es Ihrer und des alten Menschen Art entspricht, und stellen Sie den Kontakt zu anderen vertrauten Personen her.
- Erkunden Sie sich nach dem Inhalt seiner Ängste und reden Sie diese nicht klein oder weg. Zeigen Sie Verständnis.
- Sprechen Sie so viel wie möglich mit ihm über sein vergangenes Leben, erlittene Verluste, erlebte Freuden, über das, was ihm Sorgen macht (Nachlass, Kinder, Haustier, Garten), sofern er dies möchte. Viele ältere Menschen meiden es auch,

über Ereignisse in der Vergangenheit zu sprechen, die ihnen sehr weh getan haben, z.B. Kriegserlebnisse oder Vertreibung. Das sollte auf jeden Fall respektiert werden.

- Geben Sie dem Betroffenen das Gefühl, gebraucht zu werden, z.B. durch seine Mithilfe im Haushalt, auch dann, wenn sie nicht immer eine wirkliche Hilfe darstellt.
- Knüpfen Sie an frühere Lebensfreuden an und verschaffen Sie dem Betroffenen Erfolgserlebnisse. Loben Sie ihn, ohne zu übertreiben. Heben Sie zudem seine Persönlichkeit und das Besondere daran hervor, so dass er merkt, wie einzigartig und wichtig er Ihnen ist.
- Nehmen Sie Depressionen und Suizidgedanken des alten Menschen ernst, ziehen Sie einen Arzt hinzu.

Praktische Hilfen für pflegende Angehörige und professionell Pflegende

Wie oft haben Sie in letzter Zeit erlebt, dass der altersverwirrte Mensch von medizinischer Seite aus bestens umsorgt wird, man sich geflissentlich um sein Wohlergehen sorgt und sich angelegentlich nach seinem Befinden erkundigt, dass ihm Anteilnahme entgegengebracht wird, man Mitgefühl mit ihm hat und ihm alles Gute wünscht? Und wie oft standen Sie daneben, ohne dass ein Wort an Sie gerichtet worden wäre, ohne Ermutigung und ohne Respektbezeugung Ihnen gegenüber? Wer hat nach Ihrer Gesundheit und Ihrem Wohlergehen gefragt und Ihnen von Herzen alles Gute gewünscht?

Der altersverwirrte Mensch hat Sie. Sie pflegen, begleiten und fördern ihn, wo immer Sie können. Doch vor lauter Sorge um Ihren Angehörigen dürfen Sie keinesfalls sich selbst vergessen: Sie sind doch diejenige, durch deren Einsatz alles am Laufen bleibt! Seien Sie deswegen gut zu sich, Sie brauchen Ihre Kraft voraussichtlich noch recht lange! Sorgen Sie deshalb für sich selbst, betreiben Sie Selbstpflege und gestehen Sie sich zu, auch ab und zu an sich selbst zu denken. Denn der altersverwirrte Mensch wird Sie mit zunehmender Zeit auch zunehmend fordern und in Anspruch nehmen. Und wenn Sie in der Lage sind, sich selbst gut zu pflegen, dann können Sie gewiss auch andere gut pflegen. Beobachten Sie sich und nehmen Sie Warnsignale ernst. Werden Sie sensibel für erste Anzeichen einer Überforderung.

Hilfen bei Überforderung

Zeichen einer Überforderung sind zum Beispiel:
- Das Gefühl, es nicht mehr schaffen zu können; alles wird zuviel („ich kann nicht mehr!"),
- Schlafstörungen,
- Konzentrationsstörungen,
- Unruhe, Nervosität,
- Antriebslosigkeit,
- Interesselosigkeit,
- je nach Veranlagung Gewichtsverlust / Gewichtszunahme,
- ggf. ein erhöhter Alkoholkonsum oder der Griff zu Medikamenten,
- unterdrückte Aggression, Schreien oder Schreien-Wollen,
- Ungeduld bis zur Gewalttätigkeit dem Betroffenen gegenüber,
- Depressionen,
- Suizidgedanken.

Bemerken Sie diese Symptome bei sich, lassen Sie Hilfe bei der Pflege zu und setzen Sie diese gegebenenfalls auch gegen den Willen des altersverwirrten Menschen durch:
- Erkundigen Sie sich nach häuslichen Pflegediensten und Tagespflegeheimen und nehmen Sie geeignete Angebote zu Ihrer eigenen Entlastung wahr, z.B. die Tagespflege für einen oder mehrere Tage pro Woche.
- Nutzen Sie die Angebote der Kurzzeitpflege in Altenpflegeheimen und erledigen Sie in dieser Zeit die Dinge, zu denen Sie sonst nicht kommen.
- Engagieren Sie stundenweise Hilfspersonen zur Beaufsichtigung und Gesellschaft des alten Menschen. Lässt Ihr Angehöriger Sie nachts nicht schlafen, engagieren Sie einen Nachtdienst, wobei es sich dabei nicht um eine professionelle (teure) Pflegekraft handeln muss, sondern z.B. auch um einen Familienangehörigen. Wechseln Sie sich bei der Pflege ab, so dass Sie wieder Zeit für sich und ihre eigenen Bedürfnisse haben.

- Vernachlässigen Sie sich nicht. Gehen Sie eigenen Beschäftigungen nach, sorgen Sie für Ausgleich (Sauna, Sport, Hobby) und treffen Sie Freunde. Oder gönnen Sie sich ab und zu etwas, z.B. eine Kosmetikbehandlung oder eine neue Frisur. Erlernen Sie Entspannungstechniken wie autogenes Training und wenden Sie diese regelmäßig an. Kommen Sie innerlich zur Ruhe, ggf. auch mit psychologischer oder psychotherapeutischer Unterstützung oder mit Hilfe von Gesprächskreisen für pflegende Angehörige oder Balint-Gruppen für professionell Pflegende.

Hilfen bei Verärgerung

Wie in jeder Beziehung bleibt auch in der Beziehung zwischen altersverwirrtem Menschen und Pflegenden Ärger nicht aus.

- Machen Sie Ihrem Ärger Luft, z.B. bei Familienangehörigen oder in Gesprächskreisen für pflegende Angehörige oder professionell Pflegende, aber nicht bei dem Betroffenen.
- Setzen Sie sich selbst und dem Betroffenen Grenzen. Hält er diese nicht ein, können auch hier Entlastungsangebote durch z.B. Tagespflegeheime oder Kurzzeitpflege helfen, wobei der Betroffene nicht das Gefühl haben sollte, dass seine Bezugsperson ihn als Mensch nicht mehr mag. Oft ist der Betroffene hinterher sehr dankbar, wenn er wieder von seiner vertrauten Person versorgt wird, und hält dann die Grenzen ein.
- Reagieren Sie nicht sofort, wenn Sie ärgerlich sind. Häufig kommt es dann zu ungerechten Aktionen, für die man sich hinterher entschuldigen muss oder die mehr zerstören als nutzen. Geben Sie sich und dem Betroffenen Zeit.

Hilfen bei Schuldgefühlen

Versorgt man einen altersverwirrten Menschen, stößt man immer wieder an eigene Grenzen und macht sich dann Vorwürfe, dem Betroffenen nicht gerecht werden zu können.

- Stellen Sie an sich selbst nicht zu hohe Forderungen und akzeptieren Sie Ihre Grenzen.
- Überlegen Sie, was Sie selbst schaffen können und was nicht und ziehen Sie die Konsequenzen daraus. Halten Sie es für zu wenig und stimmen Ihnen neutrale Personen zu, ist es sicher besser, die Versorgung des altersverwirrten Menschen in andere Hände zu geben. Meist sieht man sich selbst aber viel zu schlecht, sieht nur seine Schwächen und übersieht die Stärken. Deshalb ist es gut, bei diesen Überlegungen stets die Meinung anderer mit einzubeziehen. Sprechen Sie mit Personen Ihres Vertrauens über Ihre Schuldgefühle.
- Jedem Menschen unterlaufen Fehler. Akzeptieren Sie, dass Sie Fehler machen und weiterhin machen werden, und lernen Sie daraus. Das allein ist aber kein Grund, die „Flinte ins Korn zu werfen".

Hilfen bei drohender Isolation

Ebenso wie ein alter Mensch unter Einsamkeit und Isolation leiden kann, können auch die Pflegenden darunter leiden. Jede freie Minute fließt in die Versorgung des Angehörigen, so dass keine Zeit für andere Dinge bleibt. Freunde, Bekannte, alle eigenen Bedürfnisse müssen warten. Die Hoffnung auf „bessere Zeiten" ist zwar da, doch sieht die Realität anders aus, wenn nicht aktiv etwas dafür getan wird: Nehmen Sie sich ganz bewusst die Zeit, um sich mit anderen zu treffen, gemeinsam Sport zu treiben oder Unternehmungen zu tätigen, um Briefe oder eMails zu schreiben oder um zu telefonieren.

Hilfen bei drohender Depression

Überforderung, Schuldgefühle, Stress und zu wenig Zeit, um zur Ruhe zu kommen, führen letztendlich zu Selbstzweifeln, dem Gefühl, versagt zu haben ohne es besser machen zu können, und keine Zukunft mehr für sich zu sehen. Alles sieht grau und trübe aus. Sind diese Momente nur von kurzer Dauer, stellen sie kein Problem dar und sind als normale Reaktion auf die Geschehnisse zu bewerten. Dann reicht es, sich Zeit zur Muße und Entspannung zu nehmen bzw. alles zu tun, um Abstand zu gewinnen. Vermutlich ist dann auch der Zeitpunkt gekommen, um über externe Hilfen nachzudenken, auch wenn diese vermutlich nicht genauso gut sind wie Ihre und Sie vielleicht nur schwer loslassen können. Kommen diese depressiven Momente jedoch immer wieder oder halten immer länger an, sollten Sie sich nicht scheuen, Ihren Arzt aufzusuchen und ihn um Hilfe zu bitten.

Hilfen bei Suizidgedanken

Halten die depressiven Momente an und stellen sich Suizidgedanken ein, ist es höchste Zeit, einen Arzt aufzusuchen. Externe Hilfen zur Versorgung des altersverwirrten Menschen sind dann unumgänglich, ebenso die Frage, ob es für Sie gut ist, die Pflege Ihres altersverwirrten Angehörigen fortzuführen. Auf jeden Fall sollte auch über einen Umzug Ihres Angehörigen in ein geeignetes Pflegeheim nachgedacht werden.

Allgemeiner Hinweis zum Schluss

Angehörige von Patienten, bei denen eine Alzheimer-Demenz diagnostiziert wurde, können sich an die Alzheimer Gesellschaft Ihrer Gegend wenden. Die Alzheimer Gesellschaft unterhält ein dicht gespanntes Netz von Beratungszentren und Angehörigen-Gruppen, sicher auch in Ihrer Nähe. Adressen und Telefonnummern finden Sie im Anhang dieses Buches.

zur Taschenbuchausgabe

Immer wieder wurde ich nach Erscheinen der Erstauflage von Angehörigen demenzerkrankter Menschen gefragt, ob ich denn auch betroffen sei, ob das, was Mutter und Tochter in ihrem fiktiven Dialog miteinander durchmachen, nicht in Wirklichkeit meine eigene Geschichte ist. Und immer wieder erklärte ich, gewiss zur Enttäuschung einiger, dass dem nicht so sei. Dass ich alle Informationen, die im ersten Teil des Mutbuches die Mutter-Tochter-Beziehung beschreiben, von betroffenen Angehörigen erhalten habe. Dass dieser erste Teil aus dem ständigen Dialog mit pflegenden Angehörigen demenzerkrankter Menschen entstanden ist.

Nur mit Hilfe dieser Angehörigen war es überhaupt möglich, so detailliert die Gefühls- und Sachlage in der Beziehung zu einem erkrankten Angehörigen darzustellen. Das gesamte Buch lebt also von der Mithilfe und Mitwirkung pflegender Angehöriger und professionell Pflegender.
Deshalb würde ich mich freuen, wenn Sie, die Sie als Angehörige/ Angehöriger oder als Pflegefachperson über weitere Erfahrungen, Erlebnisse, Tipps und gute Ratschläge verfügen, mir darüber berichten würden. Ich bitte Sie, mir auf dem herkömmlichen Postweg an den Verlag zu schreiben oder eine E-Mail an danielaflemming@gmx.net zu senden.
Die nächste Auflage des Mutbuches würde dadurch noch aktueller und lebensnaher und deswegen noch wertvoller für alle, die mit dem Thema „Demenzerkrankte Menschen" konfrontiert sind.

Daniela Flemming, im November 2005

Literatur

Altenpflege. Fachmagazin für ambulante und stationäre Altenpflege. [Zeitschrift]. Hannover: Vincentz-Verlag (11) 96; (10) 97; (3) 99.

Blechinger, Christian M.: Glücklich in sozialen und therapeutischen Berufen – Bedürfnisse erkennen und umsetzen, Weinheim und Basel: Beltz 2003.

Buder, Jens: Milieutherapie im Rahmen der Betreuung demenzkranker Menschen. In: Verein zur Förderung der Altenhilfe in Rieseby e. V. Vergesst nicht die Verwirrten. Dokumentation zur gleichnamigen Fachtagung. Rieseby 1997.

Erikson, Erik: Identität und Lebenszyklus. Frankfurt/M.: Suhrkamp 1973.

Evers, Margit: Geselligkeit mit Senioren – Wahrnehmen, Gestalten, Bewegen, Weinheim und Basel: Beltz 2003.

Falk, Juliane: Unterrichtseinheit in der Altenpflegeausbildung zum Thema biographieorientierte Arbeit. Köln: Kuratorium Deutsche Altershilfe (KDA) 1992.

Feil, Naomi: Validation in Anwendung und Beispielen. München: Ernst Reinhardt, 2000.

Feil, Naomi: Validation. Augsburg: Reinhards Gerontologische Reihe 1990.

Fuhrmann, Ingrid et al.: Abschied vom Ich – Stationen der Alzheimer Krankheit – Orientierungshilfen. Freiburg: Herder 2000.

Funke, Alex: Mit einer Alzheimerkranken leben. Ein Erfahrungsbericht. Bielefeld: Luther-Verlag 1998.

Grond, Erich: Die Pflege verwirrter alter Menschen. Freiburg: Lambertus 1991.

Grond, Erich: Praxis der psychischen Altenpflege. München-Gräfelfing: Reed Elsevier 1991.

Gutzmann, Hans: Der dementielle Patient. Das Alzheimer-Problem – Diagnostik, Ursachenforschung, Therapie, Betreuung. Bern: Hans Huber 1992.

Hartmann, Yolanda et al.: Altersdemenz – Verzicht auf Leben? Therapie und Pflege auf neuen Wegen. Frankfurt/M.: Fischer 1992.

Jürgs, Michael: Alzheimer. Spurensuche im Niemandsland. München: Paul List 1999.

Mace, Nancy L., Rabins, Peter V.: Der 36-Stunden-Tag. Bern: Hans Huber 1996.

Müller, Dagmar: Interventionen für verwirrte ältere Menschen in Institutionen. Köln: Kuratorium Deutsche Altershilfe (KDA) 1994.

Rogers, Carl R.: Die klientenzentrierte Gesprächspsychotherapie. Frankfurt/M: Fischer TB 1993.

Ruhe, Hans G.: Methoden der Biographiearbeit – Lebensspuren entdecken und verstehen, Weinheim und Basel: Beltz 2003.

Schützendorf, Erich, Wallrafen-Dreisow, Helmut: In Ruhe verrückt werden dürfen. Für ein anderes Denken in der Altenpflege. Frankfurt/M: Fischer 1991.

Stieper, Kerstin: Hinweis zum Umgang mit verwirrten alten Menschen am Beispiel der 12 Aktivitäten des täglichen Lebens nach Liliane Juchli. In: Sowinski, Christine, Falk, Juliane, Grond, Erich, Kerres, Andrea, Pfäfflin-Wagner, Ursula, Stieper, Kerstin, Weller, Adelheid: Theoriegeleitetes Arbeiten in Ausbildung und Praxis. Ein Baustein zur Qualitätssicherung in der Altenpflege. Köln: Kuratorium Deutsche Altershilfe, Wilhelmine-Lübke-Stift 1994.

Stöhr, Ursula: Das Seniorenspielbuch – 250 praktische Anregungen für die Gruppenarbeit, Weinheim und Basel: Beltz 2002.

Tanklage, Elisabeth: Gedächtnistraining für Senioren – 24 unterhaltsame Stundenfolgen für Gruppenleitungen, Weinheim und Basel: Beltz 2001.

Van der Kooij, Cora: Verbesserung der Lebensqualität psychisch beeinträchtigter älterer Menschen: Validation in der Balance zwischen Appell und Akzeptanz. In: Kuratorium Deutsche Altershilfe (Hrsg.): Forum 25, 19 Seminare und Workshops in der Qualitätssicherung. o. O. 1994.

Weinberger, Sabine: Klientenzentrierte Gesprächsführung, Weinheim und Basel: Beltz 2003.

Willig, Wolfgang, Erben, Monika, Pulvermüller, Gerhard: Psychologie, Soziologie, Gesprächsführung in der Altenpflege. Ein praxisorientiertes Lehrbuch mit Fallbesprechungen. Balingen: W. Willig 1994.

Wirsing, Kurt: Psychologisches Grundwissen für Altenpflege, Weinheim und Basel: Beltz 2000.

Zaudig, Michael: Demenz und „leichte kognitive Beeinträchtigung“ im Alter. Diagnostik, Früherkennung und Therapie. Bern: Hans Huber 1995.

Zgola, Jitka M.: Etwas tun! Die Arbeit mit Alzheimerkranken und anderen chronisch Verwirrten. Bern: Hans Huber 1999.

Zsolnay-Wildgruber, Helga: Alzheimer-Kranke und ihr primäres Bezugssystem. Freiburg, Lambertus 1997

Adressen

Auf den nächsten Seiten finden Sie die Adressen der Alzheimer Gesellschaften in Deutschland, nach Postleitzahlen sortiert, sowie in der deutschsprachigen Schweiz, Österreich und Luxemburg.
Es wurde versucht, die Adressenliste auf den neuesten Stand zu bringen. Dennoch können sich Fehler eingeschlichen oder aber die Adressen sich zwischenzeitlich geändert haben.
Weitere Adressen vor Ort, z.B. von Beratungsstellen sowie Angehörigen- und Selbsthilfegruppen können bei den jeweiligen Alzheimer Gesellschaften erfragt werden.
Eine ausführliche Adressliste finden Sie auch im Internet unter www.deutsche-alzheimer.de

Alzheimer Gesellschaften in Deutschland

Alzheimer Gesellschaft Dresden e.V.
c/o Caritas-Sozialstation
Mosczinskystr. 12/208
01096 Dresden
Tel.: 03 51/4 96 21 78
Fax: 03 51/4 95 60 91

Alzheimer Angehörigengruppe Plauen-Vogtland e.V.
c/o Kath. Seniorenzentrum
St. Elisabeth
Kopernikusstr. 31
08523 Plauen
Tel.: 0 37 41/7 00 90 oder
0 37 41/13 12 71 (priv.)
Fax: 0 37 41/70 09-21

Deutsche Alzheimer Gesellschaft Chemnitz und Umgebung e.V.
Brühl 61
09111 Chemnitz
Tel.: 03 71/5 30 89 33 oder
03 71/9 09 69 51

Alzheimer Gesellschaft Berlin e.V.
Friedrichstr. 236
10969 Berlin
Tel.: 0 30/89 09 43 57
Fax: 0 30/25 79 66 96

Alzheimer Angehörigen Initiative e.V.
Reinickendorfer Str. 61 (Haus 1)
13347 Berlin
Tel.: 0 30/47 37 89 95
Fax: 0 30/47 37 89 97

Alzheimer Gesellschaft Brandenburg e.V.
Stephensonstr. 24–26
14482 Potsdam
Tel.: 03 31/7 40 90 08
Fax: 03 31/7 40 90 09

Alzheimer Gesellschaft Lüneburg e.V.
Garlopstr. 2
21335 Lüneburg
Tel.: 0 41 31/76 66 56
Fax: 0 41 31/76 66 58

Alzheimer Gesellschaft Kreis Herzogtum Lauenburg e.V.
Schüttberg 12a
21502 Geesthacht
Tel.: 0 40/85 40 59 76
Fax: 0 40/81 97 45 26

Alzheimer Gesellschaft Cuxland e.V.
Bahnhofstr. 15
21762 Otterndorf
Tel.: 0 47 51/30 14 oder
0 47 21/2 91 23
Fax: 0 47 51/30 26

Alzheimer Gesellschaft Hamburg e.V.
Wandsbeker Allee 75
22041 Hamburg
Tel.: 0 40/68 91 36 25 oder
0 40/47 25 38
Fax: 0 40/68 26 80 87

Alzheimer Gesellschaft Norderstedt-Segeberg e.V.
c/o Beratungsstelle für ältere Bürger
Heidbergstr. 28
22846 Norderstedt
Tel.: 0 40/52 88 38 30
Fax: 0 40/52 88 38 32

Alzheimer Gesellschaft Schleswig-Holstein/LV e.V.
Ohechaussee 100
22848 Norderstedt
Tel.: 0 40/30 85 79 87
Fax: 0 40/30 85 79 86

Alzheimer Gesellschaft Stormarn e.V.
c/o Peter Rantzau-Haus
Woldenhorn 3
22926 Ahrensburg
Tel.: 0 41 02/8 22-2 22
Fax: 0 41 02/8 22-2 23

Alzheimer Gesellschaft Lübeck und Umgebung e.V.
Engelsgrube 70
23552 Lübeck
Tel.: 04 51/7 07 18 52
Fax: 04 51/2 03 81 69

Alzheimer Gesellschaft Ostholstein e.V.
c/o Pflegeberatung Ostholstein
Plöner Str. 36
23701 Eutin
Tel.: 0 45 21/70 99 01

Alzheimer Gesellschaft Ratzeburg im Herzogtum Lauenburg e.V.
Schmilauer Straße 108
23909 Ratzeburg
Tel.: 0 45 41/13 35 11
Sorgentelefon: 01 75/1 12 59 00
Fax: 0 45 41/13 35 15

Alzheimer Gesellschaft Mecklenburg-Vorpommern e.V.
Fasanenweg 7
23946 Boltenhagen
Tel.: 01 73/2 11 73 90
Fax: 03 88 25/2 16 38

Alzheimer Gesellschaft Kiel e.V.
Starnberger Str. 67
24146 Kiel
Tel. und Fax: 04 31/78 93 67

Alzheimer Gesellschaft in der Region Schleswig e.V.
Königstr. 1a
24837 Schleswig
Tel.: 0 46 21/29 05 95

Alzheimer Gesellschaft Flensburg und Umgebung e.V.
Wrangelstr. 18
24937 Flensburg
Tel.: 04 61/5 03 26 18
Fax: 04 61/5 03 26 19

Alzheimer Gesellschaft Kreis Pinneberg e.V.
Dingstätte 28e
25421 Pinneberg
Tel.: 0 41 01/55 54 64
Fax: 0 41 01/59 97 97

Alzheimer Gesellschaft Nordfriesland e.V.
c/o Fachklinik Breklum
Kirchenstr. 2
25821 Breklum
Tel.: 0 46 71/40 80
Fax: 0 46 71/40 81 00

Alzheimer Gesellschaft Oldenburg e.V.
PFL – in Forum
Peterstr. 3
26121 Oldenburg
Tel.: 04 41/9 26 69 39

Alzheimer Gesellschaft Wilhelmshaven-Friesland e.V.
Siedlerweg 10
26384 Wilhelmshaven
Tel. und Fax: 0 44 21/7 04 43

Alzheimer Gesellschaft Papenburg/Emsland e.V.
c/o Fachschule für Altenpflege
Hauptkanal re. 75
26871 Papenburg
Tel.: 0 49 61/30 30
Fax: 0 49 61/93 16 01

Alzheimer Gesellschaft Bremerhaven e.V.
Brommystr. 5
27570 Bremerhaven
Tel.: 04 71/20 78 87
Fax: 04 71/2 89 72

Alzheimer Gesellschaft Bremen e.V.
Busestr. 38
28213 Bremen
Tel.: 04 21/2 44 08 14

Alzheimer- und Demenzkrankengesellschaft Schneverdingen e.V.
Rotenburgerstr. 9
29640 Schneverdingen
Tel.: 0 51 93/98 26 88
Fax: 0 51 93/98 26 98

Alzheimer Gesellschaft Hannover e.V.
Osterstr. 27
30159 Hannover
Tel.: 05 11/7 26 15 05
Fax: 05 11/7 26 15 04

Alzheimer Gesellschaft Niedersachsen e.V.
c/o Altenzentrum Godehardistift
Posthornstr. 17
30449 Hannover
Tel.: 05 11/4 50 41 00
Fax: 05 11/4 50 42 56

Alzheimer Angehörigen Selbsthilfegruppe e.V.
Feldstr. 69
32120 Hiddenhausen
Tel.: 0 52 21/6 67 79
Fax: 0 52 21/6 75 84

„Leben mit Demenz"
Alzheimer Gesellschaft
Kreis Minden-Lübbecke e.V.
Goethestr. 42
32427 Minden
Tel.: 05 71/8 37 08 10
Fax: 05 71/8 37 08 13

Alzheimer Gesellschaft
Paderborn e.V.
Bernhardstr. 1c
33106 Paderborn-Elsen
Tel. und Fax: 0 52 51/14 28 39

Alzheimer Gesellschaft
Kreis Gütersloh
Dammstr. 69
33332 Gütersloh
Tel.: 0 52 41/7 09 40 50

Alzheimer Gesellschaft
Bielefeld e.V.
Webereistr. 10
33602 Bielefeld
Tel.: 05 21/8 43 47
oder 05 21/87 04 07

Zentrum für Menschen mit
Demenz und Angehörige
(ZEDA)
Frankfurter Str. 80
34121 Kassel
Tel.: 05 61/2 14 14
Fax: 05 61/9 20 04 96

Alzheimer Gesellschaft
Marburg-Biedenkopf e.V.
Biegenstr. 7
35037 Marburg
Tel.: 0 64 21/69 03 93
Fax: 0 64 21/69 04 31

Alzheimer Gesellschaft
Mittelhessen e.V.
Geiersberg 15
35578 Wetzlar
Tel.: 0 64 41/4 37 42
Fax: 0 64 41/4 38 13

Alzheimer Gesellschaft Dill e.V.
c/o „Die Brücke"
Auf der Bitz 2
35767 Breitscheid
Tel.: 0 27 73/66 60
Fax: 0 27 73/69 49

Alzheimer Gesellschaft
Osthessen e.V.
c/o Herz-Jesu-Krankenhaus
Buttlarstr. 74
36039 Fulda
Tel.: 06 61/1 55 01
Fax: 06 61/1 55 09

Alzheimer Gesellschaft
Göttingen e.V.
Rosdorfer Weg 70
37081 Göttingen
Tel.: 0 18 05/45 25 65 (12 Cent/Min)
Fax: 05 51/402 20 92

Alzheimer Gesellschaft
Werra-Meißner e.V.
Pappelweg 15
37269 Eschwege
Tel.: 0 56 51/2 02 62

Alzheimer Gesellschaft Region
Harz e.V.
Harzstr. 47
37447 Wieda
Tel.: 0 55 86/80 06 17
Fax: 0 55 86/80 06 20

Alzheimer Gesellschaft
Braunschweig e.V.
c/o Ambet e.V.
Triftweg 73
38118 Braunschweig
Tel.: 05 31/2 56 57 40
Fax: 05 31/2 56 57 99

Alzheimer Gesellschaft Sachsen-Anhalt e.V.
Am Denkmal 5
39110 Magdeburg
Tel.: 03 91/2 58 90 60
Fax: 03 91/2 58 90 61

Landesverband der Alzheimer Gesellschaften Nordrhein-Westfalen e.V.
Bergische Landstr. 2
40629 Düsseldorf
Tel.: 02 11/24 08 69 10
Fax: 02 11/22 08 69 11

Alzheimer Gesellschaft Düsseldorf-Mettmann e.V.
Bergische Landstr. 2
40629 Düsseldorf
Tel.: 02 11/2 80 17 59
Fax: 02 11/2 80 17 59

Alzheimer Gesellschaft Mönchengladbach e.V.
Königstr. 151
41236 Mönchengladbach
Tel.: 0 21 66/45 51 02
Fax: 0 21 66/45 51 87

Alzheimer Gesellschaft Kreis Neuss e.V./Nordrhein
Breite Str. 33
41460 Neuss
Tel.: 0 21 31/22 21 10
Fax: 0 21 31/29 17 51

Alzheimer Gesellschaft Dortmund e.V.
Kattenkuhle 49
44269 Dortmund
Tel.: 02 31/7 24 66 11

Alzheimer Gesellschaft Bochum e.V.
Universitätsstr. 77
44789 Bochum
Tel.: 02 34/33 77 72
Fax: 02 34/33 24 43

Alzheimer Gesellschaft Essen e.V.
c/o Memory Klinik Essen
Germaniastr. 1–3
45356 Essen
Tel. und Fax: 02 01/6 31 11 33

Alzheimer Gesellschaft Hattingen und Sprockhövel e.V.
Kirchplatz 19
45525 Hattingen
Tel.: 0 23 24/95 49 43

Alzheimer Gesellschaft Vest Recklinghausen e.V.
c/o Diakoniestation Recklinghausen
Hohenzollernstr. 72
45659 Recklinghausen
Tel.: 0 23 61/10 20 10
Fax: 0 23 61/10 20 21

Alzheimer Gesellschaft Duisburg e.V.
c/o AWO-Seniorenzentrum
Wintgensstr. 63–71
47058 Duisburg
Tel.: 02 03/3 09 51 04
Fax: 02 03/3 09 53 98

Alzheimer Gesellschaft im Kirchenkreis Moers e.V. und Fachberatung Demenz
c/o Diakonisches Werk Kirchenkreis Moers
Gabelsbergerstr. 2
47441 Moers
Tel.: 0 28 41/10 01 45
Fax: 0 28 41/10 01 90

Alzheimer Gesellschaft Niederrhein e.V.
Posener Str.17
47447 Moers
Tel.: 0 28 41/97 94 18

Alzheimer Gesellschaft Münster e.V.
Tannenbergstr. 1
48153 Münster
Tel.: 02 51/78 03 97
Fax: 02 51/3 90 97 61

Alzheimer Selbsthilfegruppe Osnabrück e.V.
Lohner Hof 18
49088 Osnabrück
Tel.: 05 41/1 63 96
oder 05 41/12 88 42

Alzheimer Gesellschaft Lohne/ Dinklage e.V.
Franziskusstr. 6
49393 Lohne
Tel.: 0 44 42/81-0 oder
0 44 42/81-3 10

Alzheimer Gesellschaft Köln e.V.
Caritasverband
Bartholomäus-Schink-Str. 6
50825 Köln
Tel.: 02 21/8 02 66 47 oder
0 22 34/97 90 12
Fax: 02 21/95 57 02 30

Alzheimer Gesellschaft im Oberbergischen Kreis e.V.
Marie-Juchacz-Str. 7
51645 Gummersbach
Tel.: 0 22 61/81 55 75
Fax: 0 22 61/81 55 76

Alzheimer Gesellschaft Bonn e.V.
Friesdorfer Str. 91
53173 Bonn
Tel. und Fax: 02 28/3 86 28 53

Alzheimer Gesellschaft Kreis Euskirchen e.V.
Kölnstr. 12
53909 Zülpich
Tel.: 0 22 52/30 44 39
Fax: 0 22 52/30 41 11

Alzheimer Gesellschaft Region Trier e.V.
Im Weerberg 17
54329 Konz
Tel.: 0 65 01/54 76
Fax: 0 65 01/60 27 43

Alzheimer Initiative Mainz e.V.
c/o rat und tat Mobile Altenhilfe GmbH
Kurt-Schumacher-Str. 20–22
55124 Mainz
Tel.: 0 61 31/94 33 40
Fax: 0 61 31/94 33 434

Alzheimer Gesellschaft Siegen e.V.
Birkenweg 18
57234 Wilnsdorf
Tel.: 02 71/39 05 21
Fax: 02 71/39 98 78

Alzheimer Gesellschaft Westerwald e.V.
Marktstr. 9
57610 Altenkirchen
Tel.: 0 26 81/98 37 00
Fax: 0 26 81/98 37 00

Interessengemeinschaft der Angehörigen von Alzheimerkranken e.V. Hagen
Franklinstr. 13
58089 Hagen
Tel. und Fax: 0 23 31/2 04 67 58

Alzheimer Gesellschaft im Kreis Warendorf e.V.
c/o Koordinationsstelle ambulanter Angebote
Wilhelmstraße 5
59227 Ahlen
Tel.: 0 23 82/40 90
Fax: 0 23 82/40 28

Alzheimer Gesellschaft im Kreis Soest e.V.
Quellenstr. 72
59556 Lippstadt
Tel.: 0 29 41/2 71 60 44
Fax: 0 29 41/2 71 60 45

Alzheimer Gesellschaft Frankfurt/M. e.V.
Heinrich-Hoffmann-Str. 10
60528 Frankfurt
Tel.: 0 69/63 01 51 96
Fax: 0 69/63 01 58 11

Alzheimer Gesellschaft Region Offenbach e.V.
Elisabethenstr. 51
63071 Offenbach
Tel.: 0 69/87 87 65 06
Fax: 0 69/80 65 55 39

Alzheimer Gesellschaft Main-Kinzig-Kreis e.V.
Barbarossastr. 24
63571 Gelnhausen
Tel.: 0 60 51/8 51 61 60
Fax: 0 60 51/85 91 61 60

Beratungsstelle der Alzheimer Gesellschaft Kahlgrund e.V.
Laudenbacherstr. 16
63825 Schöllkrippen
Tel.: 0 60 24/18 44

Demenzforum Darmstadt e.V.
Bad Nauheimer Str. 9
64289 Darmstadt
Tel.: 0 61 51/96 79 96
Fax: 0 61 51/9 67 08 24

Alzheimer Gesellschaft Wiesbaden e.V.
Rheingaustr. 114
65203 Wiesbaden
Tel.: 0700/02 59 43 46
(12 Cent/Min)
Fax: 06 11/4 11 56 72

Alzheimer- und Demenzkrankengesellschaft Rüsselsheim e.V.
Haus der Senioren
Frankfurter Str. 12
65428 Rüsselsheim
Tel.: 0 61 42/21 03 73
Fax: 0 61 42/21 03 74

Deutsche Alzheimer Gesellschaft Landesverband Saarland e.V.
Universitätsklinik, Gebäude 90/3
66421 Homburg
Tel.: 0 18 05/33 63 69
(Alzheimer-Telefon)
Fax: 0 68 31/1 62 63 35

Demenzverein Saarlouis e.V.
c/o Demenzzentrum Villa Barbara
Ludwigstr. 5
66740 Saarlouis
Tel.: 0 68 31/4 88 18 14
Fax: 0 68 31/4 88 18 23

Initiative Forum Alzheimer e.V.
Lothringer Str. 23
66740 Saarlouis
Tel.: 0 68 31/8 90 17 32
Fax: 0 68 31/8 90 17 33

Alzheimer Gesellschaft Rheinland-Pfalz e.V.
Mundenheimer Straße 239
67061 Ludwigshafen am Rhein
Tel.: 06 21/56 98 60
Fax: 06 21/58 28 32

Alzheimer Gesellschaft Baden-Württemberg e.V.
Haußmannstraße 6
70188 Stuttgart
Tel.: 07 11/24 84 96-60
Fax: 07 11/24 84 96-66

Alzheimer Gesellschaft Mittelbaden e.V.
Rheinstr. 48
76532 Baden-Baden
Tel.: 0 72 21/39 48 02

Alzheimer Gesellschaft München e.V.
Josephsburgstr. 92
81673 München
Tel.: 0 89/47 51 85
Fax: 0 89/4 70 29 79

Alzheimer Gesellschaft Pfaffenwinkel e.V.
Am Waitzackerbach 8
82362 Weilheim
Tel.: 08 81/9 27 60 91
Fax: 08 81/9 27 99 38

Alzheimer Gesellschaft Berchtesgadener Land
Sammerlweg 8
83471 Schönau a. Königssee
Tel.: 0 86 52/97 80 42
Fax: 0 86 52/97 80 42

Alzheimer Gesellschaft Ingolstadt e.V.
Zentrum der Ingenium Stiftung
Fauststr. 5
85051 Ingolstadt
Tel.: 08 41/8 81 77 32
Fax: 08 41/8 81 77 34

Alzheimer Gesellschaft Landkreis Ebersberg e.V.
Paulhuberweg 2–4
85560 Ebersberg
Tel.: 0 80 92/86 26 03
Fax: 0 80 92/2 53 53

Deutsche Alzheimer Gesellschaft Landesverband Bayern e.V.
Adam-Klein-Str. 6
90429 Nürnberg
Tel.: 09 11/4 46 67 84
Fax: 09 11/2 72 35 01

Alzheimer Gesellschaft Mittelfranken e.V.
Adam-Klein-Str. 6
90429 Nürnberg
Tel.: 09 11/26 61 26
Fax: 09 11/2 87 60 80

Alzheimer Gesellschaft Oberpfalz e.V.
Rote Hahnengasse 4
93047 Regensburg
Tel. und Fax: 09 41/9 45 59 37

Alzheimer Gesellschaft Hof/Wunsiedel e.V.
Schillerstr. 7
95126 Schwarzenbach a. d. Saale
Tel.: 0 92 84/13 93

Alzheimer Gesellschaft Würzburg Unterfranken e.V.
Am Sonnenberg
97816 Lohr
Tel.: 0 93 52/50 30
Fax: 0 93 52/50 34 69

Alzheimer Gesellschaft Thüringen e.V.
c/o AWO Landesverband
Thüringen e.V.
Pfeiffersgasse 12
99084 Erfurt
Tel.: 03 61/21 03 15 55

Schweiz

Schweizerische Alzheimervereinigung, Generalsekretariat
Rue des Pêcheurs 8 E
1400 Yverdon-les-Bains
Tel.: 0 24/4 26 20 00

Kantonale Sektionen in der deutschsprachigen Schweiz

Alzheimervereinigung **Aargau**
Zihlrainstr 1
5600 Ammerswil
Tel.: 0 62/8 91 24 26

Alzheimervereinigung beider **Basel**
Schanzenstrasse 55
4031 Basel
Tel.: 0 61/2 65 38 88
Fax: 0 61/2 65 37 88

Alzheimervereinigung **Bern**
Kornhausplatz 7
3011 Bern
Tel. und Fax: 0 31/3 12 04 10

Alzheimervereinigung **Graubünden**
c/o Pro Senectute
Alexanderstrasse 2
7000 Chur
Tel.: 0 81/2 52 44 24
Fax: 0 81/2 53 76 52

Alzheimervereinigung **Luzern**
Büttenenhalde 38
6006 Luzern
Tel.: 0 41/3 72 12 14

Alzheimervereinigung **Schaffhausen**
Chrüzerwis 13
8260 Stein am Rhein
Tel.: 0 52/7 41 60 41
Fax: 0 52/7 41 60 43

Alzheimervereinigung **Solothurn**
c/o Pro Senectute
Postfach 648
4501 Solothurn
Tel.: 0 32/6 21 45 68
Fax: 0 32/6 21 45 30

Alzheimervereinigung
St. Gallen/Appenzell
c/o Pro Senectute
Davidstrasse 16
9001 St. Gallen
Tel.: 0 71/2 27 60 04

Alzheimervereinigung **Thurgau**
Sternwartestrasse 12
8500 Frauenfeld
Tel.: 0 52/7 21 32 54
Fax: 0 52/7 21 86 80

Alzheimervereinigung **Zug**
c/o Pro Senectute
Baarerstrasse 131
6300 Zug
Tel.: 0 41/7 27 50 52
Fax: 0 41/7 27 50 60

Alzheimervereinigung **Zürich**
Alzheimer-Informationsstelle
Forchstrasse 362
8008 Zürich
Tel.: 0 43/4 99 88 63
Fax: 0 43 4 99 88 61

Österreich

Verein Morbus Alzheimer Syndrom (M.A.S.) Bad Ischl
Lindaustraße 28
4820 Bad Ischl
Tel.: 0 61 32/2 14 10
Fax: 0 61 32/2 14 10 10

Österreichische Alzheimer Gesellschaft
Neurol. Krankenhaus Rosenhügel
Riedelgasse 5
1130 Wien
Tel.: 01/8 80 00

Österreichische Alzheimer Liga
Baumgartner Höhe 1
1145 Wien
Tel.: 9 10 60/1 13 01
Fax: 9 10 60/1 13 09

Österreichische Alzheimer Gesellschaft
Auenbruggerplatz 22
8036 Graz
Tel.: 03 16/3 85 33 97 oder 33 96
Fax: 03 16/3 85 32 55 20

Alzheimer Angehörige Austria
Obere Augartenstrasse 26–28
1020 Wien
Tel.: 01/3 32 51 66
Fax: 01/3 34 21 41

Luxemburg

ala – association luxembourg alzheimer
45, rue Nicolas Hein
BP 5021
L-1050 Luxembourg
Tel.: 42 16 76-1
Fax: 42 16 76-30

Weitere nützliche Anschriften rund um das Thema Altwerden und Alter in Deutschland

Deutsches Zentrum für Altersfragen
Manfred-von-Richthofenstr. 2
12101 Berlin
Tel.: 0 30/2 60 74 00
Fax: 0 30/7 85 43 50

Alzheimer Angehörigen-Initiative e.V.
Reinickendorfer Str. 61
13347 Berlin
Tel.: 03/47 37 89 95
Fax: 03/47 37 89 97

Forschungsgruppe Altern und Lebenslauf FALL
Freie Universität Berlin
Institut für Soziologie
Garystr. 55
14195 Berlin
Tel.: 0 30/83 85 76 51
Fax: 0 30/83 85 76 52

Deutsche Expertengruppe Dementenbetreuung e.V.
Rakower Weg 1
24354 Rieseby
Tel.: 0 43 55/18 11 24
Fax: 0 43 55/18 12 99

Alzheimer Forschung Initiative
Grabenstr. 5
40213 Düsseldorf
Tel.: 02 11/8 62 06 60
Fax: 02 11/86 20 66 11

DRK Kreisverband
Beratungsstelle für ältere Menschen und deren Angehörige
An der Holtbrügge 8
44795 Bochum
Tel.: 02 34/94 45-1 45
Fax: 02 34/94 45-1 60

BAGA Bundesarbeitsgemeinschaft für Alten- und Angehörigenberatungsstellen
Josef Reeker
Huntestrasse 21
48431 Rheine
Tel.: 01 71/1 87 74 55

Kuratorium Deutsche Altershilfe
Wilhelmine-Lübke-Stiftung e.V.
An der Pauluskirche 3
50677 Köln
Tel.: 02 21/93 18 47-0
Fax: 02 21/93 18 47-6

Bundesarbeitsgemeinschaft der Senioren-Organisationen (BAGSO) e.V.
Eifelstraße 9
53119 Bonn
Tel.: 02 28/24 99 93-0

AWO Arbeiterwohlfahrt Bundesverband e.V.
Marie-Juchacz-Haus
Oppelner Straße 130
53119 Bonn
Tel.: 02 28/66 85-0
Fax: 02 28/66 85-2 09

Alzheimer Forschungs Zentrum Frankfurt (AZFZ)
c/o Klinik für Psychiatrie
Heinrich-Hoffmann-Str. 10
60528 Frankfurt am Main
Tel.: 0 69/63 01-51 25
Fax: 0 69/63 01-52 90

Deutsches Zentrum für Alternsforschung
a.d. Ruprecht-Karls-Universität
Bergheimer Str. 20
69115 Heidelberg
Tel.: 0 62 21/54 81 01
Fax: 0 62 21/54 81 00

Institut für Psychogerontologie
Nägelsbachstr. 25
91052 Erlangen
Tel.: 0 91 31/8 52 65 29
Fax: 0 91 31/8 52 65 54